蜂王浆产品
安全风险评估及应对措施

主　编　蒋沁婷　陈国平　王俊
副主编　朱晓雨　黎昊雁
主　审　陈笑梅

中国标准出版社
北　京

图书在版编目(CIP)数据

蜂王浆产品安全风险评估及应对措施/蒋沁婷，陈国平，王俊主编．—北京：中国标准出版社，2011
ISBN 978-7-5066-6301-4

Ⅰ．①蜂…　Ⅱ．①蒋…②陈…③王…　Ⅲ．①蜂乳-食品安全-研究　Ⅳ．①R155.5

中国版本图书馆 CIP 数据核字(2011)第 087352 号

中国标准出版社出版发行
北京复兴门外三里河北街 16 号
邮政编码：100045
网址 www.spc.net.cn
电话：68523946　68517548
中国标准出版社秦皇岛印刷厂印刷
各地新华书店经销
*
开本 880×1230　1/32　印张 4.5　字数 119 千字
2011 年 10 月第一版　2011 年 10 月第一次印刷
*
定价 15.00 元

序

蜂王浆产品是一种天然的保健品，因物美价廉受到越来越多消费者的喜爱。但保健品市场良莠不齐，鱼目混珠。有些保健食品，为了达到某种功效，添加对人体有害的药物，危害消费者的身体健康。即使不是恶意添加，在蜜蜂的养殖、采蜜、加工、储存、运输过程中还是有可能被有害物质污染。如果消费者每天服用受有害物质污染的蜂王浆保健食品，就好比每天摄入微量药物：轻者，产生抗生素耐药性；重者，对有些过敏性体质引发疾病。而每天摄入微量农药、重金属，在人体内富集，虽然不会急性中毒，但损害人的长期健康，或者对药物产生耐药性，造成不良后果。蜂王浆作为一种保健食品，其安全现状究竟如何，是消费者共同关注的问题。这类产品对人体是保健还是有害,必须给予科学的分析和评价。

风险评估是一个鉴别和定量人群或生态系统风险有害效应的过程,将目标对象中的化合物暴露水平与关键效应水平比较,从而得出有无风险概率的结论。风险评估从20世纪70年代开始受到关注。根据目标对象的不同,风险评估可分为健康风险评估和环境风险评估,前者目前被广泛地用于食品安全领域。

《蜂王浆产品安全性评估及应对措施》一书,是根据国家质量监督检验检疫总局课题"蜂王浆产品中有害物质检测技术研究及安全性评估和应对措施研究"的研究成果编写的。书中引用了课题研究的素材,得出了对蜂王浆产品科学评价的结论,同时提出了确保蜂王浆类产品安全的防患措施和意见,对消费者、蜂产品企业和监管部门有很好的参考和借鉴作用。

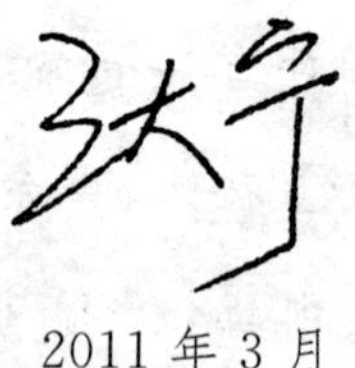

2011年3月

目录

第一章
绪　论

蜂王浆又称鲜王浆、蜂皇浆、蜂乳，是青年工蜂上颚腺和舌腺分泌的，用以喂饲蜂王和幼虫的浆状物质。自古以来，蜂王浆就是祛病强身的"无价之宝"，是目前为止所发现的世上最原始的、最好的天然滋补品，医疗保健效果极佳，是世界上唯一可供人类直接服用的超级营养食品，被誉为"上帝赐予人类的神奇物质"。研究表明，蜂王浆的成分复杂，含有蛋白质、脂肪、维生素、糖类等多种营养物质。鲜蜂王浆中水分约占62.5%～70%，干物质约30%～37.5%。蜂王浆干物质中以蛋白质含量最多，约占36%～55%；其他成分如12种游离氨基酸约占0.8%，糖类约占据20%以上，包括10-羟基-癸烯酸等脂肪酸在内的脂类物质含量为7.5%～15%，矿物质为0.9%～3%。此外，蜂王浆中还含有维生素、核酸等其他含量较少的物质。经国内外多年科研和医学临床实践证明，蜂王浆对人类医疗、保健等具有奇特的功效：它可以改善营养、补充脑力；提高人体免疫力；预防治疗心脑血管疾病；治疗贫血；消炎、止痛、促进伤口愈合；预防癌症等。由于蜂王浆中含有丰富的维生素和蛋白质，还含有SOD酶，并有杀菌作用，是一种珍贵的美容用品，长期使用，能使皮肤红润、光泽、倩丽。

近几年，欧盟、日本等国多次从我国出口的蜂王浆及冻干粉中检测出氯霉素、硝基呋喃类、链霉素、氟喹诺酮类、磺胺类等抗生素药物残留，如欧盟2005年发布27项关于蜂蜜和蜂王浆中氯霉素的"食品和饲料快速警报"；日本2006年5月29日起实施的"肯定列表制度"，对进口蜂王浆规定了多达25项的化学物质残留检测，直接导致当年我国对日本蜂王浆出口减少。为此，蜂王浆的安全问题越来越引起大家的关注。

究竟什么样的蜂王浆才是安全的，对人体无害的？目前尚无统一标准，但是从安全性考虑，有绝对安全性和相对安全性两个不同的概念。以食品为例，绝对安全性是指不会因为食用某一食品而危及健康或造成伤害，即食品绝对没有风险或称零风险。实际上绝对安全性是很难达到的。食品的相对安全性是指一种食物或食物成分在合理食用或正常食用量情况下不会导致对健康的损害。任何食物或食物成分，尽管对人体有益或其毒性极低，但如食用过量或食用方法不当，都可能危及健康，造成危害，如食盐摄入过量会中毒，过量饮酒会伤及身体。另外食品本身含有的天然毒素以及生产过程中人为施加的农药、化肥、兽药、添加剂等也增加了食品的风险。

2009年公布的《中华人民共和国食品安全法》中规定了食品安全风险监测和评估制度，明确了国家建立食品安全风险评估制度，对食品、食品添加剂中生物性、化学性和物理性危害进行风险评估。食品安全风险评估应当运用科学方法，根据食品安全风险监测信息、科学数据以及其他有关信息进行。食品安全风险评估结果是制定、修订食品安全标准和对食品安全实施监督管理的科学依据。食品安全风险评估结果得出食品不安全结论的，国务院质量监督、工商行政管理和国家食品药品监督管理部门应当依据各自职责立即采取相应措施，确保该食品停止生产经营，并告知消费者停止食用；需要制定、修订相关食品安全国家标准的，国务院质量监督和卫生行政部门应当立即制定、修订。

因此，为进一步了解我国蜂王浆现在的质量和安全情况，让广大消费者吃得放心，用得放心，有必要对蜂王浆中各类生物性、化学性和物理性危害对人体健康可能造成的不良影响进行科学的评估，对蜂王浆中各类存在的或可能存在的危害进行全面、量化的健康风险评估，深入了解蜂王浆产品的安全质量和摄入风险，为开拓蜂王浆产品国内和国际市场提供事实基础。

第一节　蜂王浆的食品安全现状

我国是世界上养蜂最多的国家，约有蜂群650万群，生产蜂产品种类最多，主要有蜂蜜、蜂王浆、蜂花粉、蜂胶、蜂蜡、蜂蛹、蜂毒等，其中年产蜂王浆约3 000多吨，占全球生产量的90%以上，年出口约1 500多吨，约占世界贸易量的95%。据海关统计，2008年我国鲜蜂王浆出口总量为895 504 kg，同比增加8.82%；出口金额为19 026 391美元，同比增长32.47%。蜂王浆冻干粉出口数量达230 133 kg，同比增长13.63%；出口金额达14 827 645美元，同比增长47.11%，金融危机笼罩下能取得如此骄人的成绩实在不易。

近年来国际社会对食品安全高度重视，对蜂产品安全质量也十分关注。和其他食品一样，蜂产品也可能受到农药、兽药、重金属、微生物等的污染。食品中的危害来源很多，有些是原料本身所固有的危害，如原料自身的腐败、天然毒素及其生长环境中受到污染等；有些是在加工过程中引入食品中的危害，包括从原料采购、运输、加工直至贮存、销售过程中引入食品中的危害。对于蜂王浆产品，其危害来源也很多，如在养蜂过程中使用的药物导致的污染；在蜜蜂采集喷洒农药的农作物花粉时产生的农药污染；在蜂王浆运输过程中由于包装器皿不洁净导致的污染，如重金属污染；蜂王浆储存过程中导致的细菌污染等。自2002年以来，欧盟、日本等国多次从我国出口的蜂王浆及冻干粉中检测出氯霉素、硝基呋喃类、链霉素、氟喹诺酮类、磺胺类等抗生素药物残留，特别是禁用药物的残留(见表1-1)。我国自1999年实施国家动物源性食品残留监控计划，将蜂蜜、蜂王浆纳入监控计划，监控的蜂蜜、蜂王浆样品也发现有检出抗生素残留。

表 1-1 国外对中国蜂王浆产品的预警通告

国家	时间	内 容
日本	2008 年 10 月 12 日	蜂蜜中含有硝基呋喃代谢产物
日本	2008 年 6 月 17 日	蜂王浆药片中含有氯霉素(0.007 mg/kg)
英国	2008 年 2 月 27 日	蜂王浆中含有氯霉素(0.33 μg/kg~21 μg/kg)
日本	2007 年 9 月 28 日	蜂蜜中含有氯霉素
英国	2007 年 3 月 12 日	蜂蜜含有未经批准的林肯霉素
西班牙	2007 年 5 月 24 日	蜂蜜含有环丙沙星,四环素,甲氧苄氨嘧啶,磺胺嘧啶,磺胺甲恶唑
西班牙	2007 年 5 月 11 日	蜂蜜含有链霉素(179 μg/kg)和泰乐菌素(0.7 μg/kg)
德国	2007 年 1 月 25 日	三甲氧苄氨嘧啶和 Sulphurmethoxyazola(磺胺甲氧噻唑)
意大利	2006 年 11 月 22 日	蜂蜜含有未批准的四环素
欧盟	2006 年 12 月 15 日	蜂王浆中含有氯霉素
意大利	2006 年 6 月 15 日	蜂王浆中含有禁止使用的磺胺类药物
日本	2006 年 5 月	蜂王浆冻干粉中四环素族超标
注：根据食品安全网内的安全预警项目(http://www.foodsafe.net/index.asp)统计。		

对蜜蜂养殖及蜂王浆生产过程进行调查发现,蜂王浆安全质量主要的风险是蜜蜂在养殖过程中,因各种原因导致蜜蜂得病毒性、细菌性等疾病。如据全国进出口蜂蜜风险分析评估报告,我国养蜂业蜜蜂存在的蜂病有:细菌性疾病(美洲幼虫腐臭病、欧洲幼虫腐臭病、蜜蜂败血病、蜜蜂副伤寒),螺原体和病毒病(蜜蜂螺原体病、囊状幼虫病、麻痹病),真菌疾病(白垩病、孢子虫病、阿米巴原虫病)和寄生虫病(大小蜂螨)。迫使养蜂户给蜜蜂喂食抗生素等药物,使蜂王浆中残留了抗生素药物,从而给蜂王浆的安全质量造成了潜在危害。

根据前期的调查情况,目前在我国蜜蜂养蜂过程使用的药物有:氟胺氰菊脂、土霉素/四环素、硝基咪唑类、诺氟沙星/盐酸环丙沙星/氧氟沙星、阿莫西林、链霉素/硫酸链霉素片、双甲脒、硫磺等。从过去两年来检测情况看（包括企业自检、检测机构日常检验、国家残留监控、国外通报等），主要有以下指标出现过阳性结果：氯霉素、硝基呋喃及其代谢物、氨基糖苷类、氟喹诺酮类（氧氟沙星、诺氟沙星、环丙沙星、恩诺沙星）、磺胺类（甲氧苄胺嘧啶、磺胺嘧啶、磺胺甲恶唑等）、四环素族、青霉素族、泰乐菌素、林可霉素等。

第二节　开展蜂王浆健康风险评估的意义

蜂王浆一直以来深受国内外人们的喜爱，消费人群越来越多，被人们广泛用在营养保健和预防治疗疾病方面，也是我国出口创汇的主要保健品之一。2008 年中国保健品进出口额 1.95 亿美元，其中，蜂王浆、蜂王浆干粉以及其他蜂王浆制剂作为保健品中的重点商品，贸易比重达到 22.5%，进出口金额达到 4 408 万美元，同比增长 23.3%。其中，出口 4 366 万美元，占保健品出口总额的 50%（罗阳，2009）。从整体趋势看，我国蜂王浆和蜂王浆冻干粉出口保持稳步增长态势，虽然 2008 年初受到国际经济环境的影响，蜂王浆冻干粉出现了出口下滑的迹象，但到第四季度，出口金额仍然增长 10.79%。除了对美国、德国、西班牙、沙特阿拉伯等国的鲜王浆出口有明显下滑外，对其余国家都保持了两位数甚至更高的增长。而蜂王浆冻干粉主要出口对象国均以两位数甚至三位数的金额增长，达到了全年出口金额同比增长 47.1%的佳绩。

但是，蜂王浆产品出口并不是一帆风顺的，2002 年，欧盟突然暂时禁止进口我国动物源性产品，蜂王浆产品出口首次在国际市场上遭遇技术标准的限制。2006 年 5 月日本又实施“肯定列表制度”，受其影响，我国蜂王浆出口再次遭遇寒冬。从 2006 年 6 月开始，出口大幅下降，统计显示，6 月—9 月，我国蜂王浆共出口 366.7 t，同比减少 117.7 t。蜂王浆是一种质优价廉的天然保健品，内含 140 多种营养成分，日本服用蜂王浆几乎是全民性的，然而，日本的肯定列表制度对进口蜂王浆规定检测 25 项化学物质残留，苛刻的技术要求已将我国蜂王浆产品拒之门外。同时，影响蜂王浆出口的另一障碍就是《美国膳食补充剂行业 eGMP 实施规定》，这个规定要求 2010 年以前，美国将对所有生产和销售维生素/矿物质制剂、植物类制剂和各种膳食补充剂的公司强制实施 GMP 改造。以上规定显然含有技术性贸易壁垒的因素，同时国际上对于质量监控、食品安全的标准日益严格已是不争的事实。

早在 2002 年，欧盟借口我国出口动物产品中抗生素超标，蜂王浆第一次在国际市场遭遇封杀。为应对国外对蜂王浆产品的技术要求，蜂业界进行了艰苦的努力，建立蜂王浆生产基地，蜂农进行广泛培训，建立严格的质量检验监测体系。使蜂王浆的抗生素残留大大降低。

然而由于国外食品安全机构对我国蜂王浆产品多次检出各类农药、兽药残留，一定程度上影响到我国蜂王浆产品出口，同时误导了国内消费者对蜂王浆产品的安全性产生疑问，还有很大一部分消费者对它认识不足，不敢服用或盲目服用，步入蜂王浆服用的误区。因此，有必要对蜂王浆中各类有毒有害物质开展健康风险评估。通过风险评估，一方面可以通过事实让国内外消费者清楚明白我国蜂王浆现有的质量水平，让消费者吃得明白，吃得放心；另一方面，对几类有害物质进行量化的评估后，为蜂王浆管理部门、生产企业提供决策依据和重点防控方向。

第二章

食品健康风险评估理论与方法

第一节 食品安全健康风险评估理论

一、概述

风险评估从20世纪70年代开始受到关注，在过去的几十年，风险评估这个概念在众多的科学文献中被许多科学家采用。简单地说，风险评估是一个鉴别和定量人群或生态系统风险有害效应的过程，将目标对象中的化合物暴露水平与关键效应水平比较，从而得出有无风险的结论。根据目标对象的不同，可分为健康风险评估和环境风险评估。根据美国联邦环保署(EPA)2008年的最新定义，健康风险评估是估计人群暴露于环境介质中现存的或即将出现的化合物导致的天然或有害的效应的方法。

谈到风险评估的时候，人们经常提到的还有风险分析(risk analysis)这个概念，尽管有些场合风险分析和风险评估基本上是同义的，但是，如果严格区分，风险分析应该是处理风险的总体战略，包含风险评估、风险管理和风险信息交流3个组成部分。

风险评估只是风险分析过程中的一项工作，即对可识别的风险进行评估，以确定其可能造成的危害。

风险管理(risk management)是权衡选择政策的过程，需要考虑风险评估的结果、保护消费者健康和促进公平贸易等有关因素。

风险信息交流(risk communication)是贯穿风险分析整个过程的信息和观点的相互交流的过程。交流的内容可以是危害和风险，或与风险有关的因素和对风险的理解，包括对风险评估结果的解释和风险管理决策的制定基础等；交流的对象包括风险评估者、风险管理者、消费者、企业、学术组织以及其他相关团体。

风险分析的根本目标在于保护消费者的健康和促进公平的食品贸易(图 2-1)。在过去的十年里，风险分析得到了发展。自从 1995 年关于实施卫生与植物卫生措施(SPS)的贸易协议强制执行以来，风险分析的重要性显著增加。1991 年联合国粮农组织(FAO)/世界卫生组织(WHO)在意大利罗马召开关于食品标准、食品中的化学物质及食品贸易的联合会议。粮农组织和世界卫生组织农药残留联席会议(JMPR)、粮农组织和世界卫生组织食品添加剂联合专家委员会(JECFA)等提出了基于良好的科学的风险评估原则的重要性，WHO 和 FAO 采取措施加强了对这些原则方面的认识。随后，FAO 和 WHO 召集了一系列的专家磋商，提出了风险分析的三个组成部分：风险评估、风险管理和风险信息交流。

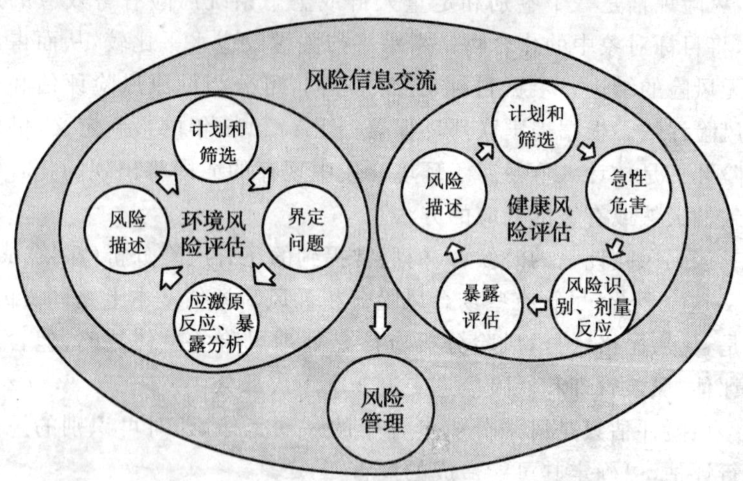

图 2-1 风险分析结构图

1995 年，FAO/WHO(WHO，1995a，1995b，1995c)关于食品标准采用风险分析的联合专家磋商，描述了风险评估的术语和原则。有关风险管理和食品安全的 FAO/WHO 联合专家磋商报告确定了风险管理的框架以及食品安全风险管理的要素。关于食品安全事件中风险交流应用的FAO/WHO联合专家磋商确定了风险交流的基本要素和指导原则以及有效风险交流的策略。

下面，通过对风险分析的3个方面来进一步阐述。

二、风险评估

风险评估(risk assessment)是指对有害事件发生概率和不确定性的评估(NRC，1983)。科学技术是风险评估的基础支撑，而风险评估是制定政策的依据，因此风险评估把科学研究与制定政策连接起来。由于风险本身往往缺乏直接的、可见的人体症状，并且存在干扰和不确定因素，因此有必要制定风险评估的程序框架，这对保证风险评估的质量至关重要。通常采用数学模型来描述产生的有害结果的过程，并评估该结果的概率。

美国国家研究理事会议(NRC)的"红皮书"(1983)是最早关于食源性疾病风险评估框架的出版物。该书中首次提到风险评估的基本结构或管理框架最初包括四个要素：

(1) 危害识别；

(2) 危害特征描述(剂量-反应关系)；

(3) 暴露评估；

(4) 风险描述。

表2-1列出了国际食品法典食品卫生委员会微生物危害风险评估的11个原则(CCFH，1998)。尽管这11个原则最初是被应用在微生物危害的风险评估方面，但是，后来在对其他食品或危险物质进行风险评估时，也会参考这些原则。

表2-1 国际食品法典食品卫生委员会《开展微生物风险评估的原则和指南》中微生物风险评估的一般原则

序号	微生物风险评估的一般原则
1	微生物风险评估必须建立在科学基础之上；
2	风险评估与风险管理的功能之间应有明确区别；
3	应以系统的方法进行微生物风险评估，该方法包括危害识别、危害描述、暴露评估和风险描述；

续表 2-1

序号	微生物风险评估的一般原则
4	必须明确开展微生物风险评估的目的，包括该评估结果的表现形式；
5	微生物风险评估应是透明的；
6	识别并描述对微生物风险评估产生影响的任何限制因素及其影响结果，包括成本费用、资源和时间；
7	风险评估中应说明存在的不确定性及其来源；
8	风险评估中应有足够的数据，数据和数据的收集系统应尽可能具有足够的质量和精确性，并将不确定性降低到最小；
9	微生物风险评估应考虑食品中微生物的繁殖、存活、死亡的动力学特性，并要考虑人体、摄入品及其相关物质间相互作用的复杂性；
10	风险评估应尽可能与独立的人体疾病数据进行比较；
11	当获得新的可利用信息时，应对微生物风险评估重新进行评价。

在风险评估过程中，需要考虑几个关键的问题。第一，要确定保护的对象是什么？它的直接和间接价值如何？第二，对象面临哪些潜在威胁？导致威胁的问题所在？威胁发生的可能性有多大？第三，保护对象中存在哪些弱点可能会被威胁所利用？利用的容易程度又如何？第四，一旦威胁事件发生，组织会遭受怎样的损失或者面临怎样的负面影响？第五，组织应该采取怎样的安全措施才能将风险带来的损失降低到最低程度？解决以上问题的过程，就是风险评估的过程。

风险评估的内容包括定性风险评估、定量风险评估及对不确定性的评估等内容。

定性风险评估是指将危害和风险进行分级或分类，并对风险及其不确定性进行评估。这一术语与本文中风险的定义不一致。定性的风险评估是不完全的，因为它缺乏对有害结果可能性的测算。也许新的“定性风险描述”缺乏风险评估的不确定性，但对解决问题和制定决策仍有价值的风险的归类和排序的法律程序非常有用。危害识别、暴露评估和剂量-效应评估的一部分可以在此过程中完成，但无法提供量化的结果(USDA,1998)。但 NRC(1996)描述的完全的 RC 是不可能通过“定性风险描述”完成的。

定量风险评估可分为确定性评估(点估计)和可能性评估(概率评估)。

点估计(point-estimate):数据输入为单一的数字,例如平均值或 95%置信区间上限值(一般是表示“最坏的情况”,即 worst case 分析)。点估计应用比较简便,节省时间,但是点估计的不足在于对风险情况缺乏全面、深入的理解,通常忽略评估信息的“变异性”和“不确定性”。如“最坏情况”评估通常是描述一个完全不可能发生的设想,即所有的情况都做最坏的估计,由此得到的评估结果常常在现实中是不客观的,容易带来对风险问题的错误理解。一般来说,“最坏情况”的评估只是作为最保守的估计。

概率评估(probabilistic assessment):数据输入为一个可能的取值范围,该范围内所有值的概率组成一个概率分布。进行概率评估需要评估者具备相关专业知识,并对所分析的系统有较充分的了解。概率评估的结果中尤其强调了数据的“变异性”和“不确定性”,考虑了几乎所有的可能性及其可能的发生方式。认识到真实世界存在的变化性,包括有关对真实情况了解程度的不确定性。概率评估的分析和计算相对比较复杂,有时不得不应用相关的工具及计算软件等。

在风险分析的四个步骤中,每一步均有可能产生不确定性。如在危害识别中对因子的正确分类(是否是一种对人体健康的危害)和对该因子进行分类时的测试质量。例如,用 Ames 细菌回变试验确定一种化学物是否具有致突变性。用此方法检测化学物的不确定性,在于此试验是否确实能够预测在获得阳性结果时就意味着能在人体产生肿瘤。测试的操作涉及用相同的化学物重复检测或用不同的测试系统分析结果是否相同。

在危害描述中变异性和不确定性的一个重要表现是在所研究的种属中,在所设定的剂量水平下,所得到的剂量-效应的差异。为了提高力度和阴性反应的价值,在动物试验中典型做法是用大剂量。

通常，这些摄入量远远大于一般情况下的人体摄入水平。对于人体风险评估而言，在高摄入量时收集到的摄入-反应资料模型运用于低摄入量水平时可能会不大准确。另外，尽管绝大多数试验动物是纯系的，具有一致的遗传特性，但是动物个体间对相同剂量的反应仍有差异。如果非纯系动物，则会产生更大的差异。在危害描述中所产生变异性和不确定性的另一个问题是需要在不同种属间外推。种属间外推导致外推模型的不确定性和外推中所用参数间的变异性。

暴露评估中的不确定性表现在食用时食品中的实际有害物质含量与食品或动物、土壤或植物中该类物质含量比较无疑存在显著的不确定性。

风险描述过程的最后一个重要步骤是描述其不确定性的特征。为了直接认清风险评估中的不确定性的特征，需要采用多层次方法分析不确定性。可以分为三个层次。首先，需要阐明导入参数的偏差和它们对最后的风险估计所造成的影响。其次，应采用灵敏度分析来评估模型的可靠度和数据精确度对模型预测的影响。灵敏度分析的目的在于根据导入参数对结果偏差影响大小而进行排序。最后，应用差异扩大方法仔细说明风险描述的整体准确度和模型、导入参数及场景有关的不确定性和变异性的关系。

目前，国际上公认的风险评估方法包括：

(1) 依赖动物模型确立潜在的人体效应；

(2) 采用体重进行种间比较；

(3) 假设动物和人的吸收大致相同；

(4) 采用100倍的安全系数来调整种间和种内可能存在的易感性差异，在特定的情况下允许偏差的存在；

(5) 对发现属于遗传毒性致癌物的食品添加剂、兽药和农药，不制定ADI值。对这些物质，不进行定量的风险评估。实际上，对具有遗传毒性的食品添加剂、兽药和农药残留还没有认可的可接受的风险水平；

(6) 允许污染物达到“尽可能低的”水平；

(7) 在等待提交要求的资料期间,对食品添加剂和兽药残留可制定暂定的 ADI(人体每日容许摄入量)值。但需要指出的是,JMPR 并没有将这一政策用于农药残留 ADI 值的制定。

三、风险管理

风险管理是通过选择和实施适当的措施,尽可能有效地控制食品风险,从而保障公众健康。措施包括制定最高限量,制定食品标签标准,实施公众教育计划,通过使用其他物质、或者改善农业或生产规范以减少某些化学物质的使用等。风险管理可以分为四个部分:风险评价、风险管理选择评估、执行管理决定以及监控和审查。

风险评价的基本内容包括确认食品安全问题、描述风险概况、就风险评估和风险管理的优先性对危害进行排序、为进行风险评估制定风险评估政策、决定进行风险评估以及风险评估结果的审议。

风险管理选择评估的程序包括确定现有的管理选项、选择最佳的管理选项(包括考虑一个合适的安全标准)以及最终的管理决定。监控和审查指的是对实施措施的有效性进行评估以及在必要时对风险管理和/或评估进行审查。

为了作出风险管理决定,风险评价过程的结果应当与现有风险管理选项的评价相结合。保护人体健康应当是首先考虑的因素,同时,可适当考虑其他因素(如经济费用、效益、技术可行性、对风险的认知程度等),进行成本-效益分析。

执行管理决定之后,应当对控制措施的有效性以及对暴露消费者人群的风险影响进行监控,以确保食品安全目标的实现。重要的是,所有可能受到风险管理决定影响的有关团体都应当有机会参与风险管理的过程。他们可能包括(不局限于)消费者组织、食品工业和贸易的代表、教育和研究机构以及管理机构等。他们可以以各种形式进行协商,包括参加公共会议、在公开文件中发表评论等。在风险管理政策制定过程的每个阶段,包括评价和审查中,都应当吸收有关团体参加。食品安全风险管理的一般原则包括:

(1) 风险管理应当采用一个具有结构化的方法，它包括风险评价、风险管理选择评估、执行管理决定以及监控和审查。在某些情况下，并不是所有这些方面都必须包括在风险管理活动当中。

(2) 在风险管理决策中应当首先考虑保护人体健康。对风险的可接受水平应主要根据对人体健康的考虑决定，同时应避免风险水平上随意性和不合理的差别。在某些风险管理情况下，尤其是决定将采取措施时，应适当考虑其他因素(如成本、效益、技术可行性和社会习俗)。这些考虑不应是随意的，而应当保持清楚和明确。

(3) 风险管理的决策和执行应当透明。风险管理应当包含风险管理过程(包括决策)所有方面的鉴定和系统文件，从而保证决策和执行的理由对所有有关团体是透明的。

(4) 风险评估政策的决定应当作为一个特殊的组成部分包括在风险管理中。风险评估政策是为价值判断和政策选择制定准则，这些准则将在风险评估的特定决定点上应用，因此最好在风险评估之前，与风险评估人员共同制定。从某种意义上讲，决定风险评估政策往往成为进行风险分析实际工作的第一步。

(5) 风险管理应当通过保持风险管理和风险评估二者功能的分离，确保风险评估过程的科学完整性，减少风险评估和风险管理之间的利益冲突。但是应当认识到，风险分析是一个循环反复的过程，风险管理人员和风险评估人员之间的相互作用在实际应用中是至关重要的。

(6) 风险管理决策应当考虑风险评估结果的不确定性。如有可能，风险估计应包括将不确定性量化，并且以易于理解的形式提交给风险管理人员，以便他们在决策时能充分考虑不确定性的范围。例如，如果风险估计很不确定，风险管理决策将更加保守。

(7) 在风险管理过程的所有方面，都应当包括与消费者和其他有关团体进行清楚的相互交流。在所有有关团体之间进行持续的相互交流是风险管理过程的一个组成部分。风险情况交流不仅仅是信息的传播，而更重要的功能是将对有效进行风险管理至关重要的信息和意见并入决策的过程。

(8) 风险管理应当是一个考虑在风险管理决策的评价和审查中所有新产生数据的连续过程。在应用风险管理决定之后，为确定其在实现食品安全目标方面的有效性，应对决定进行定期评价。为进行有效的审查，监控和其他活动可能是必须的。

FAO/WHO 食品安全风险管理的一般原则见表 2-2。

表 2-2 食品安全风险管理的一般原则

序号	原则
1	风险管理应采用系统的方法；
2	保护人类健康是风险管理决策的首要考虑因素；
3	风险管理决策和操作过程应是透明的；
4	风险评估政策的确定应是风险管理的内容之一；
5	应保持风险管理和风险评估功能上的区别，从而保证风险评估过程中完整的科学性和一致性；
6	风险管理应考虑风险评估结果中的不确定性；
7	风险管理包括在其全过程中与消费者和有关利益相关方之间明晰而互动的交流；
8	风险管理是一个持续的过程，需要不断把新出现的数据用于对风险管理决策的评估和评议中。

注：资料来自 FAO/WHO 食品安全风险管理应用联合专家咨询小组，意大利罗马(Schmidt，et al.，2006)。

四、风险信息交流

风险信息交流是所有利益相关方(包括消费者、生产商、科学家、工业界、政府及各种专业和倡议性组织)就风险本身、风险评估和风险管理进行交流的过程。其目的在于：

(1) 通过所有的参与，在风险分析过程中提高对所研究的特定问题的认识和理解；

(2) 在达成和执行风险管理决定时增加一致化和透明度；

(3) 为理解建议的或执行中的风险管理决定提供坚实的基础；

(4) 改善风险分析过程中的整体效果和效率；

(5) 制订和实施作为风险管理选项的有效信息和教育计划；

(6) 培养公众对于食品供应安全性的信任和信心；

(7) 加强所有参与者的工作关系和相互尊重；

(8) 在风险情况交流过程中，促进所有有关团体的适当参与；

(9) 就有关团体对于与食品及相关问题的风险的知识、态度、估价、实践、理解进行信息交流。

风险情况的交流应当包括下列组织和人员：国际组织（包括食品营养法典委员会 CAC、联合国粮农组织 FAO 和世界卫生组织 WHO、世界贸易组织 WTO）、政府机构、企业、消费者和消费者组织、学术界和研究机构以及大众传播媒介（媒体）。

进行有效的风险情况交流的要素包括：风险的性质（包括危害的特征和重要性，风险的大小和严重程度，情况的紧迫性，风险的变化趋势，危害暴露的可能性，暴露的分布，能够构成显著风险的暴露量，风险人群的性质和规模，最高风险人群）、利益的性质（包括与每种风险有关的实际或者预期利益，受益者和受益方式，风险和利益的平衡点，利益的大小和重要性，所有受影响人群的全部利益）、风险评估的不确定性（包括评估风险的方法，每种不确定性的重要性，所得资料的缺点或不准确度，估计所依据的假设，估计对假设变化的敏感度，有关风险管理决定的估计变化的效果）以及风险管理的选择（包括控制或管理风险的行动，可能减少个人风险的个人行动，选择一个特定风险管理选项的理由，特定选择的有效性，特定选择的利益，风险管理的费用和来源，执行风险管理选择后仍然存在的风险）。

风险情况交流的原则包括了解听众和观众、科学家的参与、建立交流的专门技能、成为信息的可靠来源、分担责任、区分科学与价值判断、保证透明度以及全面认识风险。

为了确保风险管理政策能够将食源性风险减少到最低限度，在风险分析的全部过程中，相互交流都起着十分重要的作用。许多步骤是在风险管理人员和风险评估人员之间进行的内部反复交流。其中两个关键步骤，即危害识别和风险管理方案选择，需要在所有有关方面进行交流，以改善决策的透明度，提高对各种产生结果的可能的接受能力。

目前，进行有效的风险情况交流还存在以下三方面的障碍：

(1) 在风险分析过程中，企业由于商业等方面的原因、政府机构由于某些原因，不愿意交流他们各自掌握的风险情况，造成信息获取方面的障碍；另外，消费者组织和发展中国家在风险分析过程中的参与程度不够；

(2) 由于经费缺乏，目前 CAC 对许多问题无法进行充分的讨论，工作的透明度和效率有所降低，另外，在制定有关标准时，考虑所谓非科学的“合理因素”造成了风险情况交流中的障碍；

(3) 由于公众对风险的理解、感受性的不同以及对科学过程缺乏了解，加之信息来源的可信度不同和新闻报道的某些特点，以及社会特征（包括语言、文化、宗教等因素）的不同，造成进行风险情况交流时的障碍。因此，为了进行有效的风险情况交流，有必要建立一个系统化的方法，包括搜集背景和其他必要的信息、准备和汇编有关风险的通知、进行传播发布、对风险情况交流的效果进行审查和评价。另外，对于不同类型的食品风险问题，应当采取不同的风险情况交流方式。

需要指出的是，在实际进行一个风险分析的项目时，并非风险分析三个部分的所有具体步骤都必须包括在内，但是某些步骤的省略必须建立在合理的前提之上，而且整个风险分析的总体框架结构应当是完整的。

第二节　食品安全健康风险评估体系

风险分析中的风险管理和风险信息交流主要侧重于管理学角度，而风险评估则更侧重于科学技术，因此和广大科研工作者的关系更为密切。同时，风险评估也是风险管理和风险信息交流的基础，离开风险评估的支持，风险管理和风险信息交流都毫无意义。对于食品安全健康风险评估，国内又称食品安全风险评估。世界卫生组织（WHO）和联合国粮农组织（FAO）、食品营养法典委员会（CAC）、美国农业部（USDA）等对食品安全风险评估及其相关术语都有自己的定义，这些定义大同小异，参见附录 A。

一、背景

早在 20 世纪初期，一些类似风险评估的工作已经应用在制定化学物质的管理政策中，但那时化学风险评估领域仍然处于起步阶段。美国第一个综合性化学风险评估指南于 1983 年出版（NRC，1983），该指南定义风险评估是指对有害事件发生概率和不确定性的评估，包括四个过程的内容：

（1）危害识别；

（2）危害描述（剂量-效应评估）；

（3）暴露评估；

（4）风险描述。

自 1983 年该报告发表以来，风险评估研究已经取得了一些进展，但该报告仍然是目前风险评估方法的基础，如农药残留、食品添加剂、天然毒素、激素、抗生素、环境污染物以及生物技术生产的食品等风险评估（Schmidt，et al.，2006）。简单地说，风险评估是一种系统地组织科学技术信息及其不确定度的方法，用以回答有关健康风险的特定问题。它要求对相关信息进行评价，并且选择模型根据信息作出推论。风险评估过程中的不确定度来自资料和选择模型两个方面，前者源于可获得资料的有限性以及流行病学和毒理学研究实际资料的评价和解释；后者是在计划采用某一特定条件下发生的、具体事件的资料来估计或预测另外一种条件下类似事件的发生时产生的。风险评估的毒理学试验应采用标准化规程，并且具备有关权威组织认可的最少数据量。有时，为了克服知识和资料的不足，在风险评估中可以使用合理的假设。

二、风险评估框架

风险(risk):健康不良影响作用的可能和大小,即食品中危险物的后果风险评估。风险评估是对人类由于接触了食源性危险物而对健康产生已知或可能的严重不良作用的科学的评估,包括四个步骤:

(1) 危害识别(hazard identification);

(2) 危害描述(hazard characterization);

(3) 暴露评估(exposure assessment);

(4) 风险描述(risk characterization)。

NRC(1983)对上述四个步骤之间的关系进行了描述。危害识别是确认某一物质具有已知或可能的严重的健康不良作用。危害描述是食品中可能存在的生物、化学、物理的物质导致的对健康的不良作用,对这种不良作用定性和/或定量评述其特征。对化学毒害物,需要进行剂量效应评估;而对于生物和物理毒害物,如果数据可以获得,也需要进行剂量-效应评估。暴露评估是定性和/或定量评价可能的摄入程度。剂量-效应评估是决定暴露量的大小和不良作用的大小(频率)间的关系。该框架对化学危害和微生物危害都通用(如图 2-2 所示)。根据修改的 Kaplan 的风险定义,风险评估的结果就是某一时间有害结果的可能性和严重性的评估。

1. 危害识别

危害识别即调查化合物是否会对暴露人群有害,简单来说,对于化学因素(包括食品添加剂、农药和兽药残留、污染物和天然毒素)而言,危害识别主要是指确定某种物质的毒性(即产生的不良效果),在可能时对这种物质导致不良效果的固有性质进行鉴定,主要通过人群流行病学或实验室动物实验确定化合物可能引起的健康效应。根据不同的化合物,健康效应包括短期效应,如头痛、中毒;长期效应,如癌症、慢性疾病等。对于如孕妇和胎儿、老人或者病人等敏感人群的效应也应该一起考虑。危害识别中最重要的一步是选择能够提供

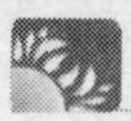

特殊化合物对人群暴露风险的正确的适时的信息的关键性研究，但由于资料往往不足，因此最好采用所谓的“证据力”（weight-of-evidence）方法。这种方法要求对从适当的数据库、同行评审的文献以及可获得的其他来源（如企业界）未发表的研究中得到的科学信息进行充分的评议。

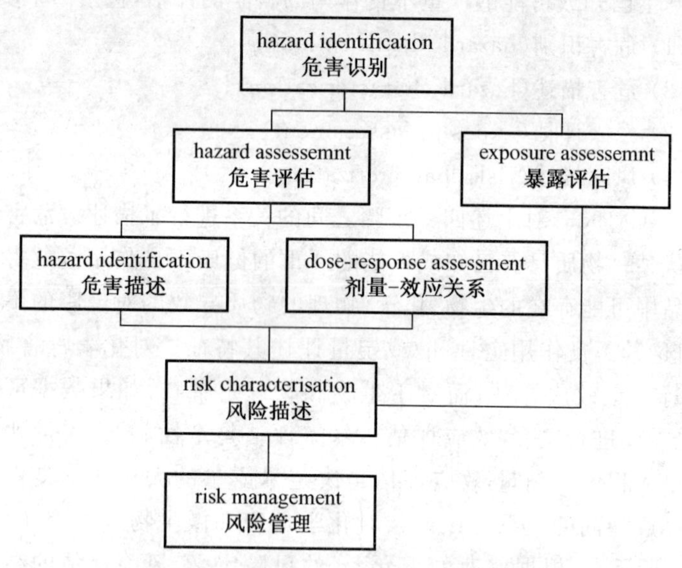

图 2-2　风险评估和风险管理框架图

通常按照下列顺序对不同的研究给予不同的重视：流行病学研究、动物毒理学研究、体外试验和定量的结构-活性关系。阳性的流行病资料以及临床资料对于危害的识别十分有用，但是由于流行病学研究的成本较高，对于大多数危害的研究而言提供的数据有限，因此实际工作中，危害识别一般采用动物和体外试验的资料作为依据。动物试验包括急性和慢性毒性试验，它们必须遵循广泛接受的标准化试验程序，同时必须实施良好实验室规范（GLP）和标准化的质量保证/质量控制（QA/QC）程序。动物试验的主要目的在于确定无可见作用剂量水平（NOEL）、无可见不良作用剂量水平（NOAEL）或者临界剂量。通过体外试验可以增加对危害作用机制的了解。通过定量的结构-活性关系研究，对于同一类化学物质（如多环芳烃、多氯联苯、二噁英），可以根据一种或多种化合物已知的毒理学资料，采用毒物当量的方法来预测其他化合物的危害。

2. 剂量-效应关系评估（危害描述）

风险评估的第二步，在进行环境风险评估时，称为危害描述，在进行人群健康风险评估时，则作为剂量-效应关系评估（dose-response assessment），即调查暴露和效应之间的数值关系；是估计可能产生的人群特殊健康效应的有毒有害物质的剂量。简单地说，危害描述一般是由毒理学试验获得的数据外推到人，计算人体的每日容许摄入量（average daily intake，ADI 值）。严格来说，对于食品添加剂、农药和兽药残留，为制定 ADI 值；对于污染物，为制定暂定每周耐受摄入量（PTWI 值，针对蓄积性污染物如铅、镉、汞）或暂定每日耐受摄入量（PTDI 值，针对非蓄积性污染物如砷）；对于营养素，为制定每日推荐摄入量（RDI 值）。目前，国际上由 JECFA 制定食品添加剂和兽药残留的 ADI 值以及污染物的 PTWI/PTDI 值，由 JMPR 制定农药残留的 ADI 值。

剂量-效应关系建立的原则是毒理学中的剂量决定毒性，用暴露的不同水平来评估健康效应的可能性和严重性。但是，在将专业研究或动物毒理学试验外推到人群暴露水平效应时，会产生许多不确定性因素：由于食品中所研究的化学物质的实际含量很低，而一般毒理学试验的剂量又必须很高，因此在进行危害描述时，就需要根据动物试验的结论对人类的影响进行估计。为了与人体的摄入水平相比，需要把动物试验的数据外推到低得多的剂量，这种剂量-反应关系的外推存在质和量两方面的不确定性。同时，剂量的种属间度量系数也是目前争论很大的问题。其他如致癌物，可分为遗传毒性致癌物和非遗传毒性致癌物，前者能够直接或者间接引起靶细胞的遗传改变，其主要作用靶是遗传物质；后者作用于非遗传位点，可能导致细胞增殖和/或靶位点的持续性的功能亢进/衰竭。某些非遗传毒性致癌物(称为啮齿类动物特异性致癌物)在剂量大小不同时会产生不同的效果(致癌或不致癌),相反,遗传毒性致癌物没有这种作用。因此,从原则上讲,非遗传毒性致癌物可以采用阈值方法如NOEL-安全系数法进行外推,最重要的就是要根据NOEL或者NOAEL值除以安全系数得出ADI值。目前,安全系数一般选为100,用以估计试验动物与人体以及人群不同个体之间的差异。遗传毒性致癌物应当采用非阈值法进行管理,一是禁止该种化学物质的商业性使用,二是制定一个极低的可忽略不计的、对健康影响甚微或者社会可接受的风险水平。后者需要对致癌物进行定量的风险评估。

3. 暴露评估

暴露评估作为危险性评估的一部分,其定义为(WHO,1997)对通过食物或其他途径而可能摄入人体内的生物性、化学性、物理性成分进行定性和/或定量评价,既调查人群暴露于一个化合物的时间、频率、间期和暴露途径——饮食、饮水或呼吸、皮肤接触。所有这些信息再和呼吸频率、水摄入量、日常活动模式结合,估计人体摄入量。人群可以通过各式各样的途径接触有毒有害物质,这些物质可能存在于食品、水中,也有其他可能吸入或摄入。

就食物而言,暴露是有意的。很明显,不吃饭比吃饭对健康的危险性更大。一般来讲,不吃饭给人带来的危险性远远大于食物中已知的众多有毒物质对人体的危险性。为了估计暴露水平,美国环保局(EPA,1992)在对环境化学物的暴露进行定量评估时,采用了三种不同的方法:

(1) 在接触点对暴露进行测量,测量接触的浓度和时间,然后将两者进行综合(接触点测量)。

(2) 分别测量暴露浓度和接触时间,然后综合这些信息(情景评价)。

(3) 通过剂量评估暴露,暴露后通过内剂量(如,生物学标志物)反过来回推暴露剂量(回推)。

上述这些方法也同样适用于食物中化学物的估算,如双份饭是接触点测量；食物供应、获取和消费与食物组分信息相结合是情景评价；而生物学标志物属于回推，有的时候可以直接通过收集人的血样或尿样来得到确切的数值，但是这样需要花费大量的人力和物力。因此，大多数风险评估对暴露量的估计主要根据膳食调查和各种食品中化学物质污染水平调查的数据进行的。方法的选择取决于所获得的信息以及要求评估达到的准确度和详尽度（Parmar et al.，1997）。

对于一项暴露估计，最好是以可靠资料为基础的暴露评估，需要以下三方面的信息，例如：

（1）在一种特定食物或膳食中通常含有哪些化学物，含量是多少，哪些因素会影响它们的含量和特性，尤其是它们的生物学活性？

（2）含有这些化合物的食物的消费量是多少，包括高消费者在内的潜在相关危险人群的消费量是多少？

（3）对含有高水平所关注物质的食物，人们偶尔或者经常大量食用的情况和几率有多少？

暴露评估是食品风险评估的重要组成部分，当获得食物消费资料和化学物浓度数据时，通常可以采用以下三种方法中的一种来合并或整合数据进行暴露评估。

（1）点估计（point estimates）；

（2）简单分布（simple distribution）；

（3）概率分布（probobilistic distribution）。

方法的选择取决于多种因素，包括评估的目的（目标化合物、人群组、要求的准确度）和所拥有的资料（Kroes et al. 2002）。

点估计或确定性模拟（deterministic modelling）要在模型中使用每个变量的单一“最佳估计值”来确定模型的产生（Vose，2000）。在暴露评估中，“点估计”这个术语是指在评估中将食物的消费量设为一个固定值（如平均消费量或高水平消费量），乘以固定的残留量或浓度（经常是平均残留水平或法定最高允许水平），然后将所有来源的摄入量相加的一种方法。食品添加剂每天最高摄入的理论值

(theoretical maximum daily intake,TMDI)(FAO/WHO,1985)就是膳食暴露的点估计实例。在点估计中也可考虑使用“人均×10”法，因为它是假定人群中有10％的消费者，把供应食物中化学物的量除以10％，得到一个单一的暴露估计值。在以食物消费调查为基础的暴露评估中，通常采用点估计作为第一步，因为该方法相对简单和经济。点估计模型本身是假设所有个体对特定食物的消费水平相同；在各种食物中都存在某种食物成分，且这些成分的含量用平均浓度或高浓度表示，因此这种方法不能预测人群可能的暴露范围或影响评估结果的主要因素。当用较高数值表示食物消费量或化合物含量时，各种来源摄入量的相加值过高，常会出现不合理的高估摄入量。一般认为点估计最适用于筛选(Parmar et al.,1997)，如果点估计得到的摄入量低于化学物允许的安全摄入水平或低于食物化学物的毒理学阈值，即使食物中的化学物含量高，这种食物的消费量大，也不需要再做进一步的暴露评估(Kroes et al.,2000)。为进一步完善暴露估计，需要采用将食物消费和化学物含量综合考虑的更复杂的方法以及来自其他的资料等。

在暴露评估中，“简单分布”是指将残留量或浓度变量设为一个固定值来与食物摄入量的分布进行整合的一种方法。它通常是用计算机化的食物消费调查数据库，由于方法中考虑了食物消费模式的变异，因此其结果比点估计更有意义。但通常该方法中有几个保守的假设(如个体消费的所有软饮料都含有一种达最高允许水平的甜味剂；100％的农作物都使用一种特定的农药等)，因此只能得出暴露估计的上限值。简单分布的实例是美国环保局农药项目办公室(the EPA Office of Pesticide Programs)在急性膳食暴露评估中使用的第一阶段(EPA,1996; Petersen,2000)和欧洲委员会在SCOOP任务4.1报告中描述的步骤方法2(EC,1997)。

与点估计法不同，概率分布法是根据分布特点来描述变量的变异性和/或不确定性，它分析每一变量的所有可能数值，并根据发生概率来权重每种可能模型的结果。在食物化学物的危险性评估中，可使用概率分析法来描述由于暴露于食物化学物而产生的危险性分布，如某种特定健康效应的发生概率，该方法也可用于描述危险性概率分析中的暴露分布。对化学物膳食暴露的概率分析是利用模型中食物消费量和残留量或浓度数据的分布，并使用哪个描述暴露过程的数学模型中每一输入分布的随机数值来模拟膳食暴露。实际上，一旦选定模型和输入资料，并将其合并、输入到适当的软件系统，就固定了所需的模拟次数和巡回次数，分析该模型就能得到所有可能结果的范围和概率(Palisade Corporation，1997)。

Finley 和 Paustenbach(1994)详细表述了采用确定性方法和概率分布法进行暴露评估的优缺点，并用表格的形式进行了总结(表 2-3)，并且指出，由于概率法可为危险性管理者提供大量的信息，因此，它比点估计法更有优越性。暴露评估采用概率分析的两个主要优点是：它能使暴露评估者考虑暴露的整体分布，从最小值到最大值，包括所有的众数和百分位数；它能综合分析与参数不确定性有关的最终暴露的灵敏度。当认为暴露大大超过可接受水平时，灵敏度分析的结果可以使危险性管理者考虑减少暴露的各种方法的相对优点。对于有急性毒性的食物化学物，如残留的农药，概率分析尤为有用，因为点估计法不能为暴露评估者或危险性管理者提供整个人群的摄入情况。

表 2-3　在健康危险性评估中使用点估计或概率分布法的优缺点

(Finley and Paustenbach，1994)

优　点	缺　点
点估计法	
简单，方便； 管理者容易接受； 能够提供一个点的估计值	重复使用保守点估计往往会导致对真实暴露的明显高估； 给危险性管理者和公众提供的信息有限； 不能给出可信区间； 灵敏度或不确定性分析的意义不大

续表 2-3

优　　点	缺　点
概率分布法	
给危险性管理者和公众提供更多有意义的信息； 避免对最佳点估计的多种争论； 危险性估计，并提供不确定性的定量测定； 排除了保守估计； 可以定量评估点估计发的保守性； 使灵敏度分析更有意义	方法复杂、耗时长； 进行计算的质量保证难度较大； 目前的法规不鼓励使用概率分布法； 不能解释有相关的变量

在暴露评估模型方面，目前，主要有两种模型方式。

1）FAO 和 WHO 的模型

根据 FAO 和 WHO 建议在杀虫剂的暴露评估中采用的公式为（FAO，2002；Paulo，2005）：

$$y = x_{97.5} \times c_{\max}/w_{\text{mean}} \tag{2-1}$$

式中：$x_{97.5}$——观察全部个体的消费量数据分布的 97.5%分位数；

$c_{\max}$——所观察到的最大残留浓度值；

w_{mean}——所选人群的平均体重。

由于该模型在估算过程中均采用高消费率和高残留量，所以会导致高估暴露量，从而产生过度保守（Boon，et al.，2003）。

2）暴露评估软件

在进行概率分析前，暴露评估者应该具备丰富的知识，了解在定量暴露评估中怎样处理不确定性以及实施评估的过程中必需标准，具备建立模型和正确选择输入分布的能力。目前，市场上有多种危险性分析软件，大多数是西方发达国家开发的一些研究膳食暴露评估软件，如美国 Durango 开发的膳食暴露评估模型软件（Dietary exposure evaluation model，DEEM）；USEPA（2003）开发的人群暴露剂量随机模拟模型软件（Stochastic human exposure and dose simulation model，SHEDS）等。目前，欧盟也开发出一个基于网络平台的膳食暴露评估概率性模型，为该模型开发的蒙特卡罗风险评估(Monte carlo risk assessment，MCRA)软件主要通过先进的计算机模拟方法(Monte Carlo 和 Bootstrap 方法)进行农药残留、食品添加剂、营养素的暴露评估。上述软件都是基于 Monte Carlo 概率分析模型，该模型主要包括实物消费量和污染物浓度数据，这两类数据样品量要求非常大，并且来自不同的系统，因此通常需要专门的数据库管理。

通过计算，可以得到人体对于该种化学物质的暴露量。进行暴露评估需要有有关食品的消费量和这些食品中相关化学物质浓度两方面的资料，一般可以采用总膳食研究、个别食品的选择性研究和双份饭研究进行。因此，进行膳食调查和国家食品污染监测计划是准确进行暴露评估的基础。

在许多情况下，通过使用以“最坏”(the worst-case)情况假设为基础的筛选法，找出优先的化学物进行比较详细的暴露评估。例如，将报道的一种化学物的最高含量乘以一种特定食物的最高消费量。甚至有更保守的方法，如预算法(budget method)(Hansen，1979)，假定膳食的大部分(如所有的加工食品)都可能含有某种化学物。但是，在这些假设下，一旦超过安全摄入水平，就要采用逐步法或分层法对资料或假设加以修正以达到适当的精确度。“最坏情况点估计值”和“最坏情况简单分布”均假定食品中化学物的高消耗者不但食入大量相关食品，而且它们总是或至少是主要暴露与含有高浓度所评价化学物的食品。“高消费者”的摄入量定义通常是摄入水平分布在第 90、95 或 97.5 百分位数的摄入量。

食物化学物危害评估中存在的一个问题是不同化学成分间可能有交互作用，这可能涉及相加或更少见的拮抗或协同效应。只有当化学物的作用机制相似时，才可能产生这些效应，而且只是在它们超出未观察到效应的水平(no oberved effect level，NOEL)时才会发生。食品添加剂(Groten et al. ，2000)和农药(Ito et al. 1996)很少发生交互作用，它们通常以低水平存在。微量营养素和非营养素以及一些天然毒物，可能以生物活性水平存在，很有可能产生交互作用，特别是影响它们的生物利用率。

4. 风险描述

风险描述，就是对暴露对人群产生健康不良效果的可能性进行估计，其结果可以是不同暴露水平下危险性的定量评估，或者是提出不会对健康造成可见危害的某个暴露水平的建议，诸如可接受的每日摄入量(ADI)之类的指导值。从历史上看有人曾采用不同的方法分别对有阈值效应或无阈值效应进行危险性特性描述。有阈值效应的危害性描述是推导一个暴露水平，在此暴露水平之下，即使终生每日摄入该化合物也不会对人体健康造成可见的危害。ADI 值就是根据未观察到有害作用的剂量水平(NOAEL)或者其他起点如基准剂量(BMD)，再应用一个不确定系数或调节系数得到一个指导值。相反，无阈值效应的危害定量评估则是通过外推计算而得出，通常是从实验的剂量-效应线性范围内观察到的一个发生率外推到某一低剂量下的低发生率。这种传统的方法是基于这样一个假设：即对遗传毒效应来讲可能没有阈剂量(Renwick，et al.，2003)。

风险描述是结合前三步的信息来估计暴露人群的健康风险，同时，风险描述需要说明风险评估过程中每一步所涉及的不确定性。将动物试验的结果外推到人可能产生两种类型的不确定性：

(1) 动物试验结果外推到人时的不确定性；

(2) 从实验高水平的暴露到低水平的日常暴露的不确定性。

在这一步，通过分析暴露和剂量-效应关系的信息来描述暴露人群中产生健康效应，分为癌症和非癌症效应。

食物是及其复杂的多种物质的混合体。人类暴露于食品中化学物的方式可能是慢性的(通常是低水平)、短期(常常是较高水平)或慢性低水平偶尔伴有高水平摄入。因此，这就需要考虑除了以慢性研究为基础制定 ADI 值外，还有以短期研究为基础制定急性暴露的指导值(急性参考剂量，RfD)。许多时候，风险特征描述可能不得不在缺乏足够或全面资料的情况下进行。在这种情况下，同时有害效

应在剂量-效应关系中表现出有阈值时，对未观察到有害效应水平(NOAEL)或观察到有害效应的最低水平(LOAEL)应该采用额外的不确定因素来获得一个以健康为基础的指导值。这些不确定因素的采用是风险描述的一部分。当缺乏NOAEL(通常为3或10)时，这种不确定因子可用于LOAEL；或者当缺乏慢性NOAEL(通常为10)时，可用于亚慢性试验的NOAEL(Dourson and Stara，1983；Dourson et al.，1996；Vermeire et al. 1999)。

用有阈值效应的方法进行风险描述是要产生一个以健康为基础的指导值，即如果终生每天消耗，在某一暴露水平或低于这一水平时，不产生显著的健康危险性，如每天允许摄入量(ADI)、可耐受的每天摄入量(TDI)或参考剂量(RfD)或一天或一餐剂量(ARfD)。从生物学的观点看，剂量-效应关系的实际阈值代表某一剂量或剂量范围，而超过此剂量或剂量范围即可发生对机体健康明显有害的或生物学相关的改变。而低于这一剂量范围，则由于内环境稳定的控制过程，不会出现生物学上的显著效应。

通过使用不确定因子，将剂量-效应数据的起始点，如NOAEL或基准剂量(BMD)，转化为以健康为基础的指导值，如ADI以mg/kg体重表达。已使用了40年的不确定因子是由美国FDA提出的，并被JECFA采用，现在被用于有阈值效应的风险描述。通常默认的种属间不确定因子为10倍(当NOAEL来自动物实验时)，同时，考虑到人的个体间差异也是10倍。这些因子是风险描述的一部分，并且得到科学数据的支持。已经有许多文献综述了默认的不确定隐私(Edler et al. 2002)；并提出了不考虑化学物的品种、代谢途径和效应，而使用相同默认因子的合理性问题。

参考剂量推导中对于不确定系数的使用原则是：从实验室结果外推到人群暴露情况有1个10的不确定系数；实验室长期试验结果外推到人群暴露情况不清晰的情况也要有1个10的不确定系数；当没有人群长期暴露数据时，仅采用实验室慢性试验结果还需要10个不确定度；当参考剂量是从最小有害剂量推导的时候，也需要增加

10 的不确定度。

对于有阈值的化学物质，就是比较暴露和 ADI 值（或者其他测量值），得到一个风险比（hazard ratio）：

$$HR = \frac{C_i \times FC}{RD \times bw} \tag{2-2}$$

式中：HR——风险比；

C_i——化学物质 i 在食品中的残留水平，(mg/kg)；

FC——食品的实际日摄入量，(kg/d)；

RD——参考剂量（Reference dose），[(mg/kg)/d]，也可以是平均每日摄入量（average daily intake，ADI）或容许摄入量（Toleance daily intake，TDI），[(mg/kg)/d]；

bw——平均体重，对于亚洲人群一般是 60 kg。

如果风险比小于或等于 1，健康不良效果的可能性理论上为零；如果风险比大于 1（公式 2-2），那么暴露与该物质可能会产生潜在的有害效应，出现这种情况，就应该进入风险管理程序了。

对于致癌物，风险估计表示为个体暴露于特异性致癌物的所导致的终身癌症发病风险的增加，用概率表示。

毒性标准的建立既可以参考强制性的环保署标准，也可以参考推荐值或预测的可接受水平。

食品安全评估的习惯方法是利用“每日可接受剂量”（ADI）来代表通过饮食暴露于某个特定物质的安全水平，超过这个值就被认为是不可接受的，低于这个值则是可接受的或安全的。实际上，ADI 值由最大无毒剂量（NOAEL）推算而来，定义为个体终身每天暴露于某个化合物而不出现有害效应的剂量。而 NOAEL 值是通过试验获得的没有出现显著性生物学或统计学的毒性效应的剂量。在一个试验中，可以有多个 NOAEL 值，通常取最高值的那个。当试验没有提供 NOAEL 的数据时，用最小有害剂量（lowest observed adverse effect level，LOAEL）来代替。当某个研究确定关心的毒性效应，并得到相应的 NOAEL 值后，结合安全系数（Safety Factor，SF），就可以计算 ADI 值：

$$ADI = NOAEL/SF \tag{2-3}$$

式中：ADI——每日容许摄入量(human dose)；

NOAEL——最大无作用剂量(experimental dose)；

SF——安全系数。

安全系数通常为10的几次方，每一个系数都表示一个特定范围的不确定度。举例来说，第一个系数10是人类与实验动物之间的区别，第二个系数10是人群中不同个体之间的易感性的差别。合并的安全系数100被大多数化合物采纳。对于其他数据库不完全的化合物，比如那些仅有慢性研究报道的化合物，额外的系数10需要被加上。对于一些特定的化合物，根据敏感人群的特异性反应，安全系数可以选为1。最新的观点认为：安全系数指的是绝对的安全。

对于无阈值物质，传统观点认为涉及遗传毒性的效应可能没有阈剂量，因此，由于遗传毒性的有害健康效应，如遗传性疾病和某些癌症，通常采用不同与非遗传毒性效应的评价方法。过去曾使用三种无阈值方法来形成对这些效应的建议：

(1) 根据人类的不同暴露水平进行危险性的量化；

(2) 对产生相同危害的不同化学物的危害进行排序，但不对人类暴露水平进行危险性的量化；

(3) 不进一步开展暴露评价或危害特性描述，而建议更大程度的降低暴露量。

对无阈值效应的起始点通常是一个固定的反应(如一定百分比的肿瘤发生率)，但此反应趋向于剂量-反应曲线的较低终点。对于无阈值效应，危险性的定量估计可通过动物实验中的发生率外推计算得出人类的终生危险性。常常是将动物实验中发现的10%或25%肿瘤发生率外推到低的终生危险性，如$1/10^5$或$1/10^6$。

对人群的风险是摄入量和危害程度的综合结果。即

$$食品安全风险 = 摄入量 \times 危害程度 \tag{2-4}$$

对于各类危害而言，其风险描述依据危害识别、危害描述、暴露评估等的考虑和数据。风险描述提供特定菌体对特定人群产生损害

作用的能力的定性或定量估计。

风险辨识包括癌症和非癌症两个结局,癌症结局指由于暴露于某种潜在致癌物而导致的癌症发病,如暴露于黄曲霉素导致的肝癌,暴露于二噁英导致的各种癌肿等;非癌症结局包括的范围较大,从头痛、腹泻、恶心到休克、昏迷、肝毒性、神经毒性等,这意味着相应的风险描述需要癌症风险和非癌症风险。

定量的建议有(Renwick,et al.,2003):

(1) 一个与不同暴露水平相关的危险性估计值(如对于一种不可避免的污染物);

(2) 一个基于健康的指导值(如对于食品添加剂、杀虫剂、兽药或其他可避免的污染物);

(3) 提供一个经实验或流行病学研究得到的 NOAEL 和估计的人类摄入量/暴露量的比值,作为“暴露的安全范围”(margin exposure);

(4) 提供一个 NOAEL 和人类实际摄入/暴露的比值,作为“安全范围”;

(5) 推荐的最低和最高摄入量(如对于维生素、矿物质和其他营养素)。

定性的建议有:

(1) 可分为“不设定 ADI”(如对于一种即使在高剂量下也不引起毒性的食品添加剂,当在良好的生产下加入食品时不需限制);

(2) 批准用于特定用途,即某种物质在某一特定使用情况下的估计摄入量被认为是安全的(如维生素、矿物质或添加剂);

(3) 避免食用某些食品(如某些被黄曲霉素污染的坚果);

(4) 避免某些加工过程(如用氧化乙烯消毒调味料);

(5) 改变生产过程;

(6) 减小暴露量至尽可能的低程度(如对于无法避免的有毒污染物);

(7) 减少摄入量(如某些类型的脂肪);

(8) 降低或避免某些人群的摄入。

第三节　健康风险评估发展的国际现状

随着食品贸易的不断增长和全球化趋势的日益明显,食品安全的问题也越来越引起消费者的关注。近几年,世界上发生了许多与食品安全相关的恶性事件,如中国的三聚氰胺奶粉事件、比利时的二噁英事件、日本的米糠油事件、英国的疯牛病事件等,这些都对食品安全问题提出挑战。但是,由于对食品要求零风险几乎是不可能的,如何保证食品安全,使大众消费食品的风险在一个可接受的水平,成为各个国家日益关注的问题,因此,风险分析在食品安全中的重要性也愈加突出,各国纷纷开展食品安全监控研究,从食品危害识别、风险评估、风险管理、风险信息交流等方面进行了广泛研究。

美国、澳大利亚、加拿大、新西兰等国在20世纪80年代末就着手风险分析的研究,美国由于食品安全系统的贯彻实施,使美国食品的安全性具有很高的公众信任度。1997年美国发布的"总统关于食品安全的倡议"认为:危险性评价是食品安全管理的重要手段。他要求所有的联邦机构负责食品安全的危险性管理,建立机构间危险性评价协会。

欧盟根据各成员国的实际情况制定实行了"食品快速预警系统(RASFF)",主要是针对各成员国内部由于食品不符合安全要求等原因引起的风险和可能带来的问题及时通报各成员国,使消费者避开风险的一种安全保障系统。

澳大利亚新西兰食品管理局(ANZFA)正在修订澳新两国制定统一的食品标准法典(FSC)。未来的食品管理体系应当是一个以危险为基础的预防性的管理模式。在进口食品管理方面ANZFA负责制定风险评估和风险分类政策、实施风险评估、确定潜在的危害、评估危害发生的可能性以及向澳大利亚检验检疫局(AQIS)推荐适当的管理措施。

德国2002年建立了联邦风险评估研究所，该研究所的具体工作是评估食品、饲料、布料和其他产品对消费者的健康风险，并就有关问题为联邦消费者保护和食品安全局等政府部门提供专业技术咨询。在各联邦州，食品生产企业都要在当地食品监管部门登记注册，并被纳入风险列表中。监管部门按照风险的高低确定各企业抽检样品的数量。每年各州实验室要检验近40万例样本，检验内容包括样本成分、病菌类型及数量等。德国食品生产、加工和销售企业有义务自行记录所有原料的质量、进货渠道和销售对象等信息。根据这些记录，一旦发生食品安全问题，可以在短时间内查明问题根源。

德国、丹麦和瑞典的食品安全管理均基于科学研究的结果，即以风险评估结果为依据。德国联邦风险评估研究所(BfR)、丹麦食品与兽医研究所(DFVF)和瑞典食品管理局(NFA)研究与发展司毒理学处专门且独立负责食品安全风险评估，并把风险评估结果如实提交风险管理部门，风险管理部门依照风险评估结果，进行风险管理，这些管理活动包括标准、法律和实施指南的制定、食品安全事故应急处理等。

近年来，不仅是一些发达国家风险分析发展迅速，在中国周边的一些亚洲国家也都有了很大进展。泰国已将风险分析纳入国家食品法规当中，并建立了国家食品发展计划。马来西亚已经成立了国家风险分析委员会和5各相应的分委员会(生物评估、食品添加剂、污染物、兽药残留和农药残留以及风险情况交流)，在风险分析的应用方面进入实质性的启动。韩国仿效FDA，组建了韩国的食品与药物管理局(KFDA)，对食品安全性风险进行集中、统一的管理。韩国的食品风险评估工作始于10年前，2007年，建立了名为K-Risk的食品中环境污染物的风险评估体系。目前，韩国正着力于确立代表性的暴露参数如韩国人的饮食结构等环节的风险评估相关工作。

中国政府最近几年也更加重视食品安全风险评估工作。

2007 年5 月 17 日，农业部在京成立了国家农产品质量安全风险评估专家委员会，这是继 2006 年 4 月颁布《中华人民共和国农产品质量安全法》后，农业部推进农产品质量安全工作的又一重大举措。该委员会涵盖了农业、卫生、商务、工商、质检、环保和食品药品等部门，汇集了农学、兽医学、毒理学、流行病学、微生物学、经济学等学科领域的专家，是我国农产品质量安全风险评估工作的最高学术和咨询机构。2009 年卫生部开始筹建食品安全国家标准审评委员会和国家食品安全风险评估专家委员会，将对食品安全风险评估中心进行合理规划，在有能力的省份成立分中心，健全食品安全评估体系，提高食品检验检测、有毒有害物质鉴定排查、风险评估和预警、技术仲裁能力，逐步实现与国际接轨。在加强风险评估体系建设的同时，我国还计划加强食品安全风险监测体系建设，力争利用两年左右的时间，依托现有的疾病预防控制和医疗机构服务体系，充分利用各食品安全监管部门现有资源，在全国建立起覆盖食品生产经营各环节、从城市到农村的食品污染物、食源性疾病监测和总膳食调查体系，完善食品安全有害因素与监测数据分析机制。

严格地说，在涉及食品从农场到餐桌的过程中的每一环节，都需要有效的风险管理系统，才能保证最终到消费者的食品是安全的。从农场、食品企业生产人员到零售和运货商等都需要有食品安全意识和一套行之有效的质量保证程序，这才是食品企业的风险管理之路。食品企业的质量管理程序应包括良好生产规范(Good Manufacturing Practice，GMP)、良好卫生规范(Good Hygiene Practice，GHP)和危险分析关键控制点(Hazard Analysis Critical Control Point，HACCP)，其中前两者是后者应用的前提条件。HACCP 现已被国际公认为是最有效的预防食品安全事故的手段。重要的是，HACCP 需要操作者明确食品生产过程中的这些关键控制点及其控制的重要性，并积极参与需不断更新的 HACCP 的研究，事实上，HACCP 就是一种风险管理程序。如何管理 HACCP 过程是当今食品企业所面临的一个主要问题。

第四节　小　　结

针对风险评估各个环节合理的开展食品中各类有毒有害物质的风险评估，可以系统地、理论地将蜂王浆的安全问题量化，以特定的参数——风险比来表示，直观简洁地阐明食用蜂王浆可能对人群产生的潜在危害。

风险评估共包括危害识别、剂量-效应关系评估、暴露评估和风险描述 4 方面的内容，各个部分相互衔接，缺一不可。

食品安全的最大挑战在于提供科学基础和采取适宜行动。食品中的风险主要来自于化学毒物、微生物、食品中营养、功能性成分或食品自身；广义上，食品的营养缺乏和不均衡也属于食品风险范畴。风险分析是通过使用毒理数据、污染物残留数据分析、统计手段、暴露量及相关参数的评估等系统科学的步骤，以决定某种食品毒害物的风险并建议其安全限，以供风险管理者综合社会、经济、政治及法规等各方面因素，在科学基础上决策以制定管理法规。

第三章

蜂王浆健康风险评估

第一节 蜂王浆中的有毒有害物质

随着工农业的发展，农药、化肥、兽药（蜂药）被广泛施用，以及有些地区生态环境恶化，致使污染源增多，污染程度增强，污染机会增加。概括说来污染蜂产品的途径可包括以下方面：即由农药、兽药（蜂药）之类的化学性污染；由病原（致病细菌、病毒、真菌、寄生虫等）所造成的生物性污染；放射性污染等。当前，对蜂产品质量安全威胁最大的是化学性污染。种植业频频使用杀虫灭菌剂、除草剂以及植物生长调节剂，养殖业错施兽药（蜂药），再加上日益加剧的环境污染，土壤、水源、空气和蜜粉植物所载的有害物质增加，给蜂产品质量安全带来很大隐患和后果。

一、蜂产品中理论上存在的有毒有害物质

从蜂王浆生产的各个环节来推测，理论上蜂产品有可能被污染的途径包括六个方面。

1. 采集被污染的蜜源

不少的作物是养蜂生产的蜜粉源植物，成为蜜蜂主要食物来源。而农民为防治作物病虫害，施用有机氯、有机磷类农药，这些农药部分形成残留。尤其是花期施药危害更大。蜜蜂采集被农药污染的花朵，重者被毒死，轻者成为农药携带者带回蜂巢，危及蜜蜂幼虫和污染蜂产品。即使不在花期或接近花期喷施农药，而残留在蜜源植物茎叶上的农药，蜜蜂仍有可能带回巢内。

2. 采集被污染的饮水

水是蜂群生存繁衍的重要条件。为了满足其生活繁殖需要，一个蜂群每天要从外界采回 300 g～500 g 水。在蜂场附近无清洁水源时，则会被迫采集工业排放废水、污水或不流动沟塘内的“死水”。“死水”内不但有较多有害物质，还有种类繁杂的致病微生物、寄生虫等。

3. 防治蜂病用药的污染

防治蜂病是保持强群高产的一项重要措施，但由于养蜂者缺乏蜂病诊断、科学用药的基本知识而滥用乱用药物，并采用不适时的药液喷洒、饲喂或粉剂撒施办法，不但用量大、次数多，而且没有休药期，导致蜂药直接污染蜂产品。

4. 来自蜂箱、蜂具的污染

蜜蜂经常接触的蜂箱、蜂具和其他管理用品，很容易产生化学性污染和生物性污染及异物的混入。常用化学药液消毒蜂箱、蜂具，用药时间过长，药液浓度过高，用药量过大或者消毒后没有用清水漂洗，或漂洗不净又立即使用，都会造成污染。1996 年河北省曾有报道，枣花期没有使用任何药物治病，但生产的巢蜜却检验出抗生素残留超标，追其根源是来自巢壁，这是值得重视的污染源头之一。

5. 蜂产品在贮运加工中被污染

我国蜂产品从生产到消费者手里，要经过组织强群采蜜、分离、收购、储运、加工等储多环节。由于中间环节过多，再加上储运加工设备条件较差和管理不善，不免会造成重金属的溶入。蜂产品中重金属主要来源于 3 个方面：一是使用的起刮刀、割蜜刀、摇蜜机以及铁纱副盖等金属用具用品；二是贮存、运输和加工时接触了铅、铁、铬等金属器具；三是外界环境不良，空气污染，饮水不洁，蜜蜂采集了工业废水和含有重金属污水，这种因食物链引起的污染亦不能忽视。

6. 其他方面的污染

工农业和医学生产、研究应用的放射性物质废料对环境污染，大气尘埃、酸雨、沙尘等。

二、蜂产品中有毒有害物质的前期调研

我国是蜂产品出口大国,在日益激烈的国际市场竞争中,面临着越来越大的压力。除了恶性竞争、进口国的反倾销诉讼外,以药物残留为主的绿色贸易壁垒已成为制约我国蜂产品出口的主要因素之一。2002 年 8 月 28 日,美国海关在从中国进口的近 500 t 散装蜂蜜中检测出低浓度氯霉素,并将这批蜂蜜全部扣留。2002 年初,欧盟以我国出口动物源性产品中含有氯霉素等抗生素超标为由,全面禁止我国动物源性食品进境。尽管后来解除了这一禁令,但欧盟关于进口蜂蜜中氯霉素残留的检测标准仍然十分苛刻:10 万 t 蜂蜜中氯霉素含量不得超过 1 g。若再检测出超标,生产企业将会被列入“黑名单”而被逐出欧盟市场。与此同时,世界各国先后抬高门槛,对我国的蜂蜜产品提出苛刻的要求,欧盟国家的许多商场还陆续将中国产蜂蜜撤下柜台,停止出售。此外,加拿大对中国的蜂蜜产品也在农、兽药残留(15 项磺胺,4 种抗生素和 250 多种杀虫剂残留)等方面提出了苛刻的要求。

面对如此严峻的国际形势,通过对蜂王浆产品中硝基呋喃类,喹诺酮类,磺胺类,硝基咪唑,四环素族,氨基糖苷类,林可霉素,氯霉素,β-内酰胺类,大环内酯类等抗生素和菊脂类,有机氯农药及镉、汞、铅、砷 4 类有害元素进行的检测调研,同时对蜂王浆中的细菌总数、金黄色葡萄球菌、霉菌计数、沙门氏菌、大肠菌群和大肠杆菌的检测,发现部分蜂王浆产品中有兽药、农药残留和有害元素的污染,存在一定的风险。

1. 硝基呋喃代谢物

硝基呋喃类药物是用于人类和动物上的广谱性合成抗菌剂。主要包括四种化合物,即呋喃唑酮(俗称痢特灵)、呋喃他酮、呋喃妥因和呋喃西林,主要用于猪、牛、蜜蜂和水产品的抗菌消炎。因硝基呋喃类药物在动物体内迅速代谢并与蛋白结合,因此硝基呋喃类药物的检测采用其代谢物为目标化合物。检测普查发现呋喃他酮和呋喃

妥因在蜂产品中均为未检出，呋喃西林和呋喃唑酮的代谢物相对前两类有较高的检出率，其中呋喃西林代谢物的检出情况更为多见。

2. 喹诺酮类药物

喹诺酮类抗菌药物是广谱高效的杀菌剂。其抗菌作用独特，能抑制细菌DNA旋转酶、阻断DNA复制而发挥快速杀菌作用，其作用有明显的浓度依赖性，该类药物在血药浓度大于8倍最小抑菌浓度MIC时，可发挥最佳疗效。对大肠杆菌、沙门氏菌、肺炎克雷伯氏杆菌、布氏杆菌、多杀性巴氏杆菌、胸膜肺炎放线杆菌、变形杆菌、化脓性棒状杆菌、败血波氏杆菌、金葡菌、支原体、衣原体等均有良好作用，特别是对支原体有效。尽管欧盟、日本、中国已经禁止在养蜂过程中使用该类药物，但是仍可以在蜂产品中检测到，如环丙沙星、诺氟沙星、氧氟沙星和恩诺沙星4种药物。

3. 磺胺类药物

磺胺类药物(Sulfonamides, SAs)是指具有对氨基苯磺酰胺结构的一类药物的总称，用于预防和治疗细菌感染性疾病。磺胺类药物种类可达数千种，其中应用较广并具有一定疗效的就有几十种。磺胺类药物能抑制革兰氏阳性菌及一些阴性菌。对其高度敏感的细菌有：链球菌、肺炎球菌、沙门氏菌、化脓棒状杆菌、大肠杆菌。对葡萄球菌、肺炎杆菌、巴氏杆菌、炭疽杆菌、志贺氏杆菌、亚利桑那菌等有抑制作用，对危害家禽的某些原虫也有作用。在养峰业中，主要用于预防蜜蜂螺原体。在蜂产品的检测调研中磺胺二甲基嘧啶、磺胺甲噻二唑、磺胺间二甲氧嘧啶和磺胺嘧啶有检出。

4. 硝基咪唑类药物

硝基咪唑类药物不仅对原虫、阿米巴、阴道滴虫有较强的杀灭作用，而且由于其对厌氧菌的特异杀灭作用而广泛应用于临床。除甲硝唑外，近年来陆续又有替硝唑、奥硝唑等新药上市。在养蜂业，可能使用的硝基咪唑类药物主要有甲硝达唑、洛硝达唑和二甲硝咪唑。

5. 四环素类药物

四环素类药物包括四环素、土霉素、甲稀土霉素、金霉素、去甲金霉素和强力霉素等。这类药物是一种能够广泛地抑制致病菌的抗生素，四环素类药物曾经用于防治螨虫等病虫害对蜜蜂的危害和提高蜜蜂自身免疫力，减少蜜蜂的死亡率，因此，可以在蜂蜜、蜂王浆等产品中检测到四环素的残留。

6. 氨基糖苷类

氨基糖苷类药物主要用于治疗需氧革兰氏阴性杆菌造成的感染、结核杆菌造成的感染以及绿脓杆菌造成的感染。此外氨基糖苷类药物还可以与青霉素或万古霉素联合治疗链球菌感染，在蜜蜂上主要用来防治蜜蜂蛹病。

7. 林可霉素

林可霉素可以抑制细菌的蛋白质合成，对大多数革兰阳性菌和某些厌氧的革兰阴性菌有抗菌作用。对革兰阳性菌的抗菌作用类似红霉素，敏感菌可包括肺炎链球菌、化脓性链球菌、绿色链球菌、金黄色葡萄球菌等。林可霉素可有效地抑制美洲幼虫腐臭病，而且对蜜蜂的生长没有毒性。

8. 氯霉素

氯霉素是一种广谱抗生素，具有良好的抗菌和药理特性，广泛地应用于蜜蜂的各种传染病的防治。1948～1949 年确定其结构后，即通过化学合成方法大量生产，它是第一个可用人工合成的抗生素。对其敏感的细菌有大肠杆菌、产气杆菌、伤寒杆菌、流感杆菌、沙门氏菌、布氏杆菌、巴氏杆菌、克雷伯氏杆菌、胎孤菌等，大部分敏感菌株可被 1 μg/mL～10 μg/mL 的浓度所抑制。氯霉素是较早开始在蜂产品中检测的项目，也是检出率较高的一类兽用药物。

9. **β** 内酰胺类药物

常用的β内酰胺类药物有青霉素、普鲁卡因青霉素、苄星青霉素、苯唑青霉素、邻氯青霉素、氨苄青霉素等。青霉素是最早被发现并用于医疗的抗生素，主要对革兰氏阳性菌如金黄色葡萄球菌、链球菌、肺炎球菌、丹毒杆菌、炭疽杆菌、破伤风杆菌以及螺旋体、放线菌等有较强的抗菌作用，对部分革兰氏阴性杆菌如巴氏杆菌、布鲁氏菌、大肠杆菌及沙门氏菌作用很弱，对分枝杆菌、真菌、立克次氏体、支原体、病毒、原虫等完全无效。用于治疗蜜蜂幼虫病，在蜂群开始繁殖时，可用于预防腐臭病。

10. 大环内酯类抗生素

具有大环内酯的一类抗生素，多为碱性亲脂性化合物。对革兰氏阳性菌及支原体抑制活性较高。目前沿用的大环内酯类有红霉素、麦迪霉素、螺旋霉素、乙酰螺旋霉素、交沙霉素、泰勒菌素等。

11. 菊脂类农药

菊酯类农药是广谱性杀虫剂，具有速效、高效、低毒、低残留，对作物安全等特点，除对140多种害虫防治有特效外，有些菊酯类农药还对地下害虫和螨类害虫有较好的防治效果。我国研制成功的新型杀螨剂——螨扑（原料为氟胺氰菊酯）就是用来控制蜜蜂螨病的危害。但是，对蜂产品中的菊酯类农药的检测和结果目前已知的很少，因此，有必要对该类杀虫剂进行研究。

12. 有机氯农药

有机氯农药是一类人工合成的杀虫广谱、残效期长的化学杀虫剂，主要可分为以苯为原料和以环戊二烯为原料的两大类。蜂产品中检测的有机氯农药有狄氏剂、滴滴涕、六氯苯和六六六，目前在蜂产品中尚无检出该类农药残留。

13. 有害元素

因养蜂环境可能受到有害元素的污染，我们在前期检测调研中对镉、汞、铅、砷进行了检测，发现这四种有害元素均有较高的检出率。

14. 汇总

根据前期对蜂产品的检测调研结果，对蜂产品中上述各类有毒有害物质的检出情况进行了分类，结果见表3-1。

对蜂王浆中细菌总数、金黄色葡萄球菌、霉菌计数、沙门氏菌、大肠菌群和大肠杆菌的前期检测调研结果表明，仅2006年有3个样品的细菌总数超标，其他项目均合格。

表 3-1 蜂产品中有毒有害物前期检测调研结果

检出率/%	类别	名 称
低于 5	呋喃代谢物	呋喃西林、呋喃唑酮
	磺胺类	磺胺二甲氧嘧啶、磺胺甲基异恶唑、磺胺间二甲氧嘧啶、磺胺嘧啶
	四环素类	四环素
	β内酰胺类药物	青霉素
5～10 之间	硝基咪唑	甲硝哒唑
	四环素类	土霉素
大于 10	喹诺酮类	诺氟沙星、环丙沙星、恩诺沙星、氧氟沙星
	氨基糖甙类	链霉素
	氯霉素	
	重金属	镉、汞、铅、砷

三、养蜂界药物使用情况

根据全国进出口蜂蜜风险分析评估报告，目前在我国蜜蜂养蜂过程使用的药物如下：氟氨氰菊脂、土霉素/四环素、硝基咪唑类、诺氟沙星/盐酸环丙沙星/氧氟沙星、阿莫西林、链霉素/硫酸链霉素片、双甲脒、硫磺等。从过去两年检测情况来看（包括企业自检、日常检验、残留监控、国外通报等），主要有以下指标出现过阳性结果：氯霉素、硝基呋喃及其代谢物、氟喹诺酮类（氧氟沙星/诺氟沙星/环丙沙星/恩诺沙星）、磺胺类（甲氧苄胺嘧啶、磺胺嘧啶、磺胺甲恶唑等）、四环素族、青霉素族、泰乐菌素、林可霉素等。蜂农使用蜂药的主要来源有：

（1）企业发放，大多为杀螨类药物（如：氟氨氰菊脂）及保健类（如蜂必康，成分主要是中草药和氟氨氰菊脂）等。

（2）从市场上兽药店购买的蜂药，目前主要用氟喹诺酮类药物，甚至含有禁用药物，商标上大都未注明成分。

(3) 蜂农从药店购买的抗生素，主要是土霉素、四环素、青霉素、链霉素、磺胺类等药物。

四、汇总

根据对蜂蜜和蜂王浆各项指标的检测调研结果，结合国内养蜂行业实际使用情况，下列化合物初步认为是蜂产品中的高风险污染物：

(1) 硝基呋喃代谢物中的呋喃西林和呋喃唑酮；

(2) 喹诺酮类药物中的环丙沙星、诺氟沙星、氧氟沙星和恩诺沙星；

(3) 磺胺类中的磺胺二甲基嘧啶、磺胺甲噻二唑、磺胺间二甲氧嘧啶和磺胺嘧啶；

(4) 硝基咪唑类中的甲硝哒唑；

(5) 四环素族中的四环素和土霉素；

(6) 链霉素；

(7) 氯霉素；

(8) 有害元素中的镉、汞、铅、砷。

但是，除了上述被检出的有毒有害物质以外，蜂王浆中还可能存在其他的物质，对摄入人群造成潜在危害。如由于螨扑使用多年，蜂螨对氟胺氰菊酯已产生了抗药性，因此，又再使用水剂如速杀螨，杀螨一号原料为双甲脒喷雾治螨，这些药物要求在非生产季节使用，而一些蜂农不分时间和季节，从而增加了蜂王浆的污染几率。欧盟1997年通过畜牧与畜产品法中规定，禁止在任何畜产品中添加任何未经许可的药物和含量超标的药物。欧盟要求蜂蜜中不得检出氟胺氰菊酯，在蜂蜜中双甲脒最大残留量不得超过 10×10^{-6}。蝇毒磷在奥地利和德国可以合法使用，在德国和意大利要求最大残留量为 10×10^{-6}，而荷兰则为 50×10^{-6}。

同时，对于蜂蜜和蜂王浆中的农药残留情况，由于现有的数据不能反映蜂王浆中其他农药的残留情况，如近几年农业中使用率越来越高的有机磷农药、氨基甲酸酯类农药、有机氯杀螨剂等，由于缺少相关的样品中实际检测数据，因此，不能判断该几类化合物在蜂王浆中的风险大小，有必要对其进行风险评估。

最后，通过对蜂王浆中可能存在的有毒有害物质（见表 3-2）进行检测分析，合计 126 种，其中，包括 82 个兽药，39 个农药，1 个咖啡因和 4 个重金属，同时，也对蜂王浆中的一些微生物指标进行检测分析，并进行风险评估。

第二节　风险评估

一、风险评估——危害识别

危害识别主要是指要确定某种物质的毒性（即产生的不良效果），在可能时对这种物质导致不良效果的固有性质进行鉴定，主要通过人群流行病学或实验室动物实验确定化合物可能引起的不良健康效应。人长期摄入含有兽药残留的食品，药物不断在体内蓄积，当浓度达到一定量后，就会对人体产生毒性作用。不同化合物的潜在危害不同。

1. 兽药和兽药残留

习惯上，将用于预防和治疗畜禽疾病的药物称为兽药，这些兽药的用途主要包括：防病治病、促进生长、提高生产性能、改善动物性食品的品质等。兽药残留是指动物产品的任何可食部分所含兽药母体化合物及/或其代谢物，以及与兽药有关的杂质残留。动物性食品中兽药残留的量虽然很低，但对人体健康潜在危害比较严重，甚至影响深远，已引起世界各国政府越来越多的关注。我国农业部于 1997 年 9 月 1 日正式发布的《动物性食品中兽药最高残留限量》，对指导和规范我国动物性食品生产过程中合理用药、提高动物性食品的安全性、保证人民身体健康具有重要作用。

（1）常见的兽药残留主要类别

表 3-2　蜂王浆产品中检测

氯霉素	氨基糖苷类	四环素	β-内酰胺	大环内酯类	磺胺类	硝基呋喃	硝基咪唑	林可霉素类
	链霉素	土霉素	萘夫西林	红霉素	磺胺嘧啶	呋喃西林	二甲硝咪唑	林可霉素
	双氢链霉素	4-差向土霉素	氨苄西林	交沙霉素	磺胺噻唑	呋喃唑酮	羟基二甲硝咪唑	氯林可霉素
		四环素	阿莫西林	替米考星	磺胺吡啶	呋喃他酮	甲硝唑	吡利霉素
		4-差向四环素	哌拉西林	罗红霉素	磺胺甲基嘧啶	呋喃妥因	羟基甲硝唑	
		去甲金霉素	阿洛西林	螺旋霉素	磺胺二甲基嘧啶		洛硝哒唑	
		金霉素	氯唑西林	竹桃霉素	磺胺-6-(间)甲氧嘧啶		异丙硝唑	
		4-差向金霉素	盘尼西林G	泰氏菌素	磺胺甲噻二唑		羟基异丙硝唑	
		强力霉素	双氯青霉素		磺胺-5-(对)甲氧嘧啶		2-甲硝咪唑	
		二甲胺四环素	苯唑西林		磺胺氯哒嗪		氯甲硝咪唑	
		甲烯土霉素	美坦西林		磺胺甲氧哒嗪		苯硝咪唑	
			盘尼西林		磺胺二甲氧嘧啶			
			羧苄西林		磺胺甲基异恶唑			
			替卡西林		磺胺二甲异恶唑			
			先锋霉素		苯酰磺胺			
					磺胺邻二甲氧嘧啶			
					磺胺喹恶啉			

的有毒有害物质

氟喹诺酮	有机磷	有机氯杀螨剂	杀虫剂	拟除虫菊酯	氨基甲酸酯	有害元素	咖啡因	微生物
麻保沙星	敌敌畏	杀螨醇	双甲脒	联苯菊酯	异丙威	铅		菌落总数
依诺沙星	甲胺磷	氯杀螨	杀虫脒	甲氰菊酯	仲丁威	镉		大肠菌群
氧氟沙星	灭线磷	甲基克杀螨		氯氟氰菊酯	灭多威	汞		霉菌
诺氟沙星	喹硫磷	杀螨酯		氯菊酯	克百威	砷		酵母
环丙沙星	甲基对硫磷	乙酯杀螨酯醇		氟氯氢菊酯	抗芽威			沙门氏菌
达氟沙星	甲拌磷	溴螨酯		氯氢菊酯	甲萘威			志贺氏菌
恩诺沙星	乐果	三氯杀螨砜		氟胺氰菊酯	甲硫威			金黄色葡萄球菌
洛美沙星	三唑磷	哒螨酮		氰戊菊酯	恶虫威			溶血性链球菌
奥比沙星	马拉硫磷			高氰戊菊酯				
双氟沙星	对硫磷			溴氰菊酯				
沙拉沙星	蝇毒磷							
司帕沙星								
噁喹酸								
萘啶酸								
氟甲喹								

1）抗生素类药物，主要用于防治动物的传染性疾病，如氯霉素、四环素、土霉素、青霉素等。

2）磺胺类药物，主要用于抗菌消炎，如磺胺嘧啶、磺胺甲基异恶唑等。

3）硝基呋喃类药物，用于抗菌消炎，如呋喃唑酮、呋喃西林、呋喃妥因等。

4）抗寄生虫药，主要用于驱虫或杀虫，如左旋咪唑、苯并咪唑等。

5）激素类药物，主要用于提高动物的繁殖和生产性能，如己烯雌酚、孕酮、雌二醇等。

（2）兽药残留的主要原因

在畜牧生产中，如果不按规定合理的规范用药，就会造成药物滥用，导致动物性食品中兽药残留超标。

兽药残留的主要原因有：

1）不严格执行休药期的有关规定；

2）兽药滥用；

3）动物饲料在加工和运输过程中被兽药污染；

4）食用劣质兽药；

5）用药错误；

6）突击使用兽药；

7）使用药物生产发酵的残渣、废水饲喂畜禽和鱼类。

（3）兽药残留对人体的危害

食用含有兽药残留的动物性食品后，一般对人不表现急性毒性作用，但如果长期摄入低剂量的兽药残留的动物性食品，则可造成兽药残留在人体内蓄积，引起各种组织器官发生病变，甚至癌变。兽药残留对人体的危害主要表现在以下几方面（许牡丹，2003）：

1）毒性损害

人长期摄入含兽药残留的动物性食品后，可造成药物蓄积，当达到一定浓度后，就会对人体产生毒性作用，如磺胺类药物可引起肾损害，链霉素有耳毒性。

2）引发超敏反应

经常食用一些含低剂量药物残留的食品，能使易感的个体出现超敏反应。严重者可引起休克，短时间内出现血压下降、皮疹、喉头水肿、呼吸困难等严重症状。这些药物包括青霉素、四环素、磺胺类药物即某些氨基糖甙类抗生素等。

3）导致病原菌产生耐药性

经常食用低剂量药物残留的食品可使细菌产生耐药性。动物在经常反复摄入某一种抗菌药物后，体内将有一部分敏感菌株逐渐产生耐药性，形成耐药菌株。这些耐药菌株可通过动物性食品进入人体，当人发生这些耐药菌株引起的感染性疾病时，就会给临床治疗带来一定的困难，甚至延误正常的治疗过程。

4）破坏微生物平衡，导致二重感染

在正常条件下，人体消化道内的微生态环境中存在着多种微生物，各菌群之间维持着共生状态的平衡。广谱抗生素长期使用后，敏感菌收到抑制，而不敏感菌乘机在体内繁殖生长，形成新的感染。

5）致畸、致癌、致突变作用

某些兽药残留长期或大剂量被人体摄入后，可产生致畸、致癌、致突变作用。如洛硝哒唑、克球酚等。

6）激素作用

通过长期食用含低剂量激素的动物性食品，可使人体正常的体液调节平衡受到不同程度的破坏，导致机体正常的物质代谢紊乱和功能失调。

根据中华人民共和国农业部第 193 号公告，截至 2002 年 5 月 15 日，18 个品种的原料药及其单方、复方制剂产品停止经营和使用，清单中与养蜂有关的、完全禁用的药品是：氯霉素及其制剂、硝基呋喃类（呋喃唑酮、呋喃它酮、呋喃苯烯酸钠及制剂）2 类。这 2 类药品属于在“所有用途”和“所有食品动物”中禁止使用。杀虫脒则禁止作为“杀虫剂”在所有食品和动物中使用。

（4）兽药的毒副作用

对于每一类不同的兽药，因为作用的机理、作用的部位等均不相同，因此，各类兽药的副作用也不尽相同。

1）氯霉素的毒副作用

氯霉素是一种广谱抗生素，具有良好的抗菌和药理特性，半衰期为 1 h～4.5 h（平均 3 h），婴幼儿的半衰期较成年人长。蛋白结合率约为 50%～60%。氯霉素的毒副作用主要有以下几类：

① 血液系统：再生障碍性贫血是最严重的一种，多在用药后 2～8 周发生，死亡率超过 50%。表现为不可逆地全部血细胞减少，多因出血、感染等因素死亡。其发生与用药剂量无固定关系，发病机理尚不清，可能与遗传有关。另一种为中毒性骨髓抑制，临床表现贫血或伴有白细胞、血小板减少。其发生与用药剂量密切有关，当血药浓度超过25 μg/mL时容易产生此并发症，但停药后可恢复。其发病机理是骨髓细胞线粒体合成蛋白质的功能受到暂时抑制。

② 灰婴综合征：早产儿及新生儿接受大剂量氯霉素后引起的一种全身循环衰竭，表现腹胀、呕吐、皮肤苍白、紫绀、循环及呼吸障碍，常在发病数小时后死亡。其发病机理是早产儿或新生儿的肝脏葡萄糖醛酸的结合能力不足和肾小球滤过氯霉素的能力低下，使体内的游离氯霉素浓度显著增高，直接抑制细胞线粒体的氧化磷酸化过程。

③ 消化系统：常有轻微恶心、呕吐、腹泻、纳差等。

④ 神经系统：少数病人可出现视神经炎或伴有周围神经炎。极少病人有头痛、抑郁、精神障碍。

氯霉素在食品中的残留浓度高达 1 mg/kg 以上时对食用者有严重威胁，因此成为第一个被世界各国禁用于食品动物的抗生素。

2）氨基糖苷类的毒副作用

氨基糖苷类药物因其严重的不良反应而闻名，而诸多不良反应中最为著名的，是严重的耳毒性。20 世纪 60 年代和 70 年代氨基糖苷类药物流行的时候，很多人因为使用此类药物而失聪。链霉素（Streptomycin）和双氢链霉素（Dihydrostreptomycin）同属于氨基糖苷类抗生素，均具有耳毒性和肾脏毒性，能损害脑神经、耳蜗神经，对近端肾曲管有损害，造成血尿、肾功能衰退等。该类药物的具体毒性可以表示为：

① 耳毒性：氨基糖苷类药物会在耳内蓄积，使感觉毛细胞发生永久性改变，从而造成失聪。此外它还会损害前庭和耳蜗神经。内耳结构不仅与听力有关，还与平衡感有着密切的关系，因而使用氨基糖苷类药物常见的不良反应还有眩晕、恶心、呕吐、眼球震颤和平衡失调。氨基糖苷类药物造成的听力损害是永久和不可逆的，不会因为停药而消失。

② 肾毒性：氨基糖苷类药物经肾代谢，会在肾脏蓄积并损害肾小管上皮细胞，有明显的肾毒性。使用氨基糖苷类药物发生肾毒性反应会出现蛋白尿、管形尿甚至无尿症。氨基糖苷类的肾毒性是可逆的，停药后肾功能会恢复。但是药物对肾脏的影响会减缓其经肾的代谢和排泄，提高体内药物的含量，从而加剧药物的耳毒性。

③ 神经肌肉阻滞作用：氨基糖苷类药物会与突触前膜表面的钙离子结合部位结合，阻止乙酰胆碱的释放。乙酰胆碱是在突触间传导神经冲动的递质，抑制这种物质的释放会阻碍神经冲动在神经和肌肉之间的传导。此类不良反应严重者会产生肌肉麻痹甚至呼吸暂停。

④ 变态反应：变态反应即通常所谓过敏反应，是各类药物都会出现的不良反应，氨基糖苷类药物多为微生物代谢产物提取物，发生变态反应的几率比合成药物更高。使用氨基糖苷类抗生素发生变态反应会有皮疹、血管神经性水肿、发热、剥脱性皮炎等症状，个别严重者会引起过敏性休克。

3）四环素类药物的毒副作用

四环素 1948 年开始用于临床，1956 年，有人发现了四环素会使牙齿变色的副作用，随后还发现了它甚至会使指甲和巩膜变色。现在已有大量资料证实，长期反复使用四环素，有可能影响牙齿的发育和形成，不但使牙齿变黄，还会引起牙釉质发育不良（牙齿表面不光滑，出现小凹陷）或牙齿畸形。我国 20 世纪 70 年代中期方引起注意。1982 年卫生部发出《关于淘汰 127 种药品的补充通知》中规定：儿童换牙期前禁用四环素、土霉素制剂。但换牙后不在此限。妊娠期和授乳期的妇女，也不宜使用。

四环素（Tetracycline）、土霉素（Oxytetracycline）、金霉素（Chlortetracycline）同属于四环素类抗生素，由于容易诱导耐药菌株和导致食品残留，包括我国在内的许多国家对四环素类残留实施例行监控。

欧共体对四环素在各类肉中的最大残留限量实验表明 MRL(μg/kg)为：肝脏 600，肾脏 300，蛋 200，牛乳 150，肉 100。我国 1994 年农业部发布的《动物性食品中兽药的最高残留量(试行)》中规定四环素在牛、羊/山羊、猪、家禽的可食用组织的 MRL 为 0.25 mg/kg。

4）β-内酰胺类药物的毒副作用

β-内酰胺类抗生素是指分子中含有 β-内酰胺环的抗生素，包括青霉素类、头孢菌素类、β-内酰胺酶抑制剂、氧头孢类、碳青霉烯类、单酰胺环类等，其品种繁多，剂型、规格各不相同，是临床最为常用的抗菌药物。β-内酰胺类抗生素的副作用包括：腹泻、头晕、疹块、荨麻疹、重叠感染(包括念珠菌)。偶尔 β-内酰胺类抗生素还会导致发烧、呕吐、红斑、皮肤炎、血管性水肿和伪膜性肠炎。β-内酰胺类抗生素与 β-内酰胺酶抑制剂同时使用时注射处往往会疼痛和发炎。约 10％的病人对 β-内酰胺类抗生素产生过敏。约 0.01％的病人会发生过敏反应。约 5％～10％的病人对青霉素衍生物、头孢菌素和碳青霉烯类抗生素产生交叉敏感。不过不同的学者对这个结论质疑。虽然如此，假如一个病人对一种 β-内酰胺类抗生素已经显示过重过敏反应，在使用其他 β-内酰胺类抗生素时必须慎重考虑。

5）大环内酯类的毒副使用

本类药物能广泛分布到各种组织和体液中，特别在前列腺中药物能达到药效浓度，持续时间比血清中长，主要经胆汁排泄，药物在胆汁中的浓度较高，大都在肝内代谢灭活，少量经尿排泄，肝功能不全者排泄药物较慢。血透与腹透均不能清除体内积聚的药物。长期应用或剂量过大，可发生耳鸣和听觉障碍（耳毒性）、胆汁淤滞性肝病（肝毒性）、过敏反应、局部刺激等毒性反应，具体有：

① 消化道症状：口服本类药物易致胃肠道反应，以红霉素较为突出，可能与药物直接刺激胃肠道黏膜有关，发生率与剂量成正相关。常见症状有恶心、呕吐、腹痛、腹泻等，偶有消化道出血 。

② 耳毒性：一般先出现口唇、面部麻木，继后出现耳鸣和听觉减退乃至听力丧失。静脉给药时可发生，停药或减量后可恢复正常。

③ 胆汁淤滞性肝病：除消化道症状外，尚有黄疸、肝功能异常。一般停药后可恢复。

④ 其他表现：较长期静滴，浓度过高或滴入速度过快，可致静脉炎；少数人可出现皮疹或荨麻疹等过敏反应；个别在 1 次静注红霉素 1 g～2 g 或口服 4 g 以上后 0.5 h～3 h 可发生急性胰腺炎 。

6）磺胺类的毒副使用

磺胺类药物是一类具有广谱抗菌活性的人工合成药物，主要用于预防和治疗细菌感染性疾病。由于其易残留在动物体内，对人有严重的副作用，尤其是致癌性物质磺胺二甲基嘧啶（Sulfamethazine，SM2），严重的反应表现在血液系统的有粒细胞减少或缺乏、贫血、血小板减少，对体内葡萄糖-6-磷酸脱氢酶（G6PD）缺乏者可致正铁血红蛋白血症和溶血性贫血。磺胺类药主要经肝代谢灭活，形成乙酰化物的溶解度降低，因此，易引起血尿、结晶尿及肾损害，其不良反应还有恶心、呕吐、皮疹、发热、溶血性贫血、粒细胞减少、肝脏损害等，故肝肾功能差的尿路感染患者应慎用。

不良反应主要包括：

① 泌尿系统的损害：磺胺药从肾脏排泄时，由于磺胺药及其代谢产物在偏酸性尿中溶解较低，可能在输尿管或膀胱等内形成结晶沉淀，因而发生刺激和阻塞现象，出现血尿、疼痛、尿闭等症状。

② 过敏反应：常在用药数天或一周左右可出现皮疹、药热，严重者可致剥脱性皮炎，同时常伴有肝炎或哮喘。

③ 对血液系统的反应：磺胺药能抑制骨髓的白细胞生成，产生

白细胞减少症、再生障碍性贫血和血小板减少症状。

④ 其他反应：由于磺胺药可直接作用于中枢神经系统，引起头晕、头痛、全身乏力等，也常见到呕吐和恶心等消化道症状。

磺胺类药物在近15～20年残留的超标现象比其他任何兽药都严重，其残留主要发生在肉类和家禽类产品中。另外，磺胺类药物和一些抗菌增效剂合成后形成的增效磺胺，使用后在动物组织中的残留量比相应磺胺药大，降低了动物性食品的安全性。英、美等国家对磺胺的允许残留量(μg/kg)：肉类食品为100，乳品为0～100；欧共体对各类肉用动物的磺胺类兽药的最大残留量MRL(μg/kg)为100，且各种磺胺残留量合计不得超过100。我国1994年农业部发布的《动物性食品中兽药的最高残留量(试行)》中规定磺胺类的MRL(μg/kg)在牛、羊乳中总计为0.05。

7) 硝基呋喃类的毒副使用

硝基呋喃类药物是人工合成的具有5-硝基呋喃基本结构的广谱抗菌药物，对大多数革兰氏阳性菌和革兰氏阴性菌、某些真菌和原虫均有作用。因价格较低廉且疗效佳，广泛用于畜禽及水产养殖鱼类。但是硝基呋喃类药物的副作用已引起人们的高度关注。其代谢产物对人体危害严重。硝基呋喃类药物在体内代谢迅速，代谢的部分化合物分子与细胞膜蛋白结合成为结合态，结合态可长期保持稳定，从而延缓药物在体内的消除速度。用呋喃唑酮对种鸡进行处理以后，代谢物残留将按种鸡—种蛋—雏鸡—成鸡的生物链条传递。普通的食品加工方法(如烧烤、微波加工、烹调等)难以使蛋白结合态呋喃唑酮残留物大量降解。这些代谢物可以在弱酸性条件下从蛋白质中释放出来，因此，当人类吃了含有硝基呋喃类抗生素残留的食品，这些代谢物就可以在人类胃液的酸性条件下从蛋白质中释放出来被人体吸收而对人类健康造成危害。动物肝脏为主要的药物代谢器官，蛋白质结合态的残留药物主要累积在肝脏。由于硝基呋喃类药物残留危害严重，人体长期食入有致癌、致畸、致突变等危险，美国、日本和欧盟等国家和地区纷纷采取措施，严加监管。美、英等国规定呋喃西林、呋喃唑酮在猪各组织中残留量为0，欧盟规定对硝基呋喃类药物在各肉用动物的肌肉、肝、肾及脂肪组织限量为5 μg/kg。我国早在2002年4月，农业部第193号公告《食品动物禁用的兽药及其他化合物清单》将硝基呋喃类药物列为禁止使用的药物。

8）硝基咪唑类的毒副使用

① 甲硝唑：

应用甲硝唑治疗阴道滴虫病过程中发现，若甲硝唑每日用量大于2 g，应用1～2周常产生明显的副作用，包括恶心呕吐、口腔金属异味、头痛、感觉障碍；若甲硝唑每日用量大于3 g，连续应用超过5 d即可出现外周神经毒性。有报道甲硝唑还可引起精神症状、尿道刺激症状及心律失常，但都少见。

② 替硝唑：

动物毒性试验中发现，替硝唑可诱发肺炎克氏柠檬酸菌、大肠杆菌K12突变，对中国地鼠V79肺细胞无致突变性，对鼠仔无致畸作用。对多地区的因口腔炎症应用替硝唑治疗病人进行了Ⅱ期临床试验研究，排除孕妇、哺乳期妇女、严重神经系统疾患、血液病及严重肝、肾功能损害或对硝基咪唑类超敏者，约1/3病人出现不良反应。消化道不良反应表现为恶心、胃痛、厌食、口腔金属味、呕吐及腹泻，神经系统不良反应表现为头昏、嗜睡、头痛、眩晕以及谵妄、多言等症状，部分出现超敏反应及轻度白细胞减少。消化道不良反应多见于第1天用药时，常在用药后半小时至数小时发生，精神症状一般在用药7～12 d发生。另外，替硝唑可致血压升高，高血压病人应慎用，其发生原因尚不清楚。

9）林可胺类的毒副作用

林可胺类是一种林可酰胺类抗生素。它对G需氧菌活性很强，特别是对大多数G需氧球菌（粪链球菌除外），如金黄色葡萄球菌、溶血性链球菌、肺炎球菌具有极强的抗菌效应；对白喉杆菌、星状诺卡氏菌、丹毒丝菌属和支原体属也有效：对各类G和G-厌氧菌，如产气荚膜梭菌、破伤风梭菌、拟杆菌属（含一些脆弱拟杆菌株）、梭杆菌属具有强大的杀菌效应。部分 G-需氧菌对该品也敏感，所以在一定程度上可以替代易产生过敏反应的青霉素。由于其疗效确切，使用广泛，因而其产品具有广泛的商业流通性，从 1980 年起就先后被《美国药典》、《英国药典》和《日本药局方》等收载。林可霉素的作用机理是，由于它同敏感菌的核糖体 50S 亚基结合，抑制肽基转移酶的反应，阻断肽基连接形成和 mRNA 位移而抑制细菌蛋白质合成。林可霉素类药物的副作用包括：

① 消化道反应，长期使用可引起难辨性梭状芽孢杆菌性伪膜性肠炎。

② 可致转氨酶升高及黄疸，肝功不良者慎用。

③ 可引起过敏反应，如皮疹及白细胞减少等。

④ 不可直接静注，滴注速度也应缓慢，以免引起低血压或心脏骤停。

⑤ 可引起耳鸣、眩晕等反应。

⑥ 孕妇、哺乳期妇女及新生儿禁用。

氯林可霉素的抗菌谱和副作用与林可霉素相同，并与林可霉素有交叉耐药性。

10）氟喹诺酮的毒副作用

氟喹诺酮类药物是第 3 代喹诺酮类药物，是一族化学合成的抗菌药物的总称。自 20 世纪 80 年代上市以来，氟喹诺酮类药物因为具有抗菌谱广、抗菌活性强、不易产生耐药性、毒副作用小等特点而成为目前临床上治疗各种感染性疾病的常用药物。同时，氟喹诺酮类药物在我国畜牧、水产、养殖业广泛应用，但在使用中发现，该类药物有不良反应（如中枢神经系统反应、消化系统反应、肌肉及骨骼系统反应等）以及某些药物间的相互抑制作用影响药效。氟喹诺酮类药物残留会对动物机体直接造成危害，同时容易产生耐药性，更严重的是动物性食品中残留较低浓度的药物容易诱导人类致病菌产生耐药性，不利于该类药物对人类疾病的治疗。

造成喹诺酮类药物不良反应的原因可能是该类药物主要采用合成法制作工艺，容易带有大分子抗原或半抗原，另外，有些药物由于稳定性问题，也可能用到特殊溶剂，这些物质均易引起不良反应。简单地说，该类药物的不良反应/有害效应包括：

① 消化系统不良反应，主要表现为：恶心、呕吐、腹泻、食欲不振及消化不良等，有的患者还有黄疸，血清转氨酶升高，对肝脏有一定毒性。

② 变态反应，临床表现为皮疹、荨麻疹、红斑、瘙痒、血管水肿、表皮松解症，严重者可出现剥脱性皮炎，也有出现过敏性休克的报道。

③ 关节软骨的不良反应，喹诺酮类药物的软骨毒性是医学界关注的焦点，左氧氟沙星对幼龄动物关节软骨具有毒性，典型症状是关节疼痛，肿胀僵硬，对成年动物无影响。临床上有报道未成年人服用左氧氟沙星后引起关节疼痛、肿胀，从而限制了该药在儿童、青少年、孕妇、哺乳期妇女中的应用。

④ 神经系统的不良反应，临床上表现为头痛、眩晕、耳鸣、听力下降、视力下降、烦躁、抽搐及癫痫发作等。最近有报道喹诺酮类药物左氧氟沙星可引起神经系统紊乱和精神异常，其不良反应机制是，该药的脂溶性高能通过血脑屏障进入大脑组织，可抑制 γ-氨基丁酸(GABA)与受体结合，从而提高中枢神经系统的兴奋性。

⑤ 心血管表现为心慌、心悸、血压升高、心肌缺血、心肌炎、有时伴有心律失常，对心脏有一定的毒性；对泌尿系统表现为肾毒性，引起结晶尿、血尿、尿素氮升高，可发生肾炎、急性肾功能衰竭等。

⑥ 其他，如喹诺酮类药物不良反应造成的“跟腱损伤”也屡有报道。应警惕儿童永久性软组织损伤。再有，可致呼吸系统的不良反应，表现为喉头阻塞感，呼吸困难，支气管炎，支气管痉挛等，部分患者出现哮喘发作。

恩诺沙星(Enrofloxacin)和环丙沙星(Ciprofloxacin)还能引起中枢神经系统不良反应，而且有潜在的致癌性和遗传毒性，同时还容易使病菌产生耐药性。

2. 农药和农药残留的毒性

农药是指用于预防、消灭或控制危害农业、林业的病、虫、草及其他有害生物，以及有目的的调节植物、昆虫生长的药物的通称。农药的毒性作用具有两面性：一方面，可以有效控制或消灭农业、林业的病、虫及杂草的危害，提高农产品的产量和质量；另一方面，使用农药也带来环境污染，危害有益昆虫和鸟类，导致生态平衡失调。同时也造成食品农药残留，对人类健康产生危害。由于大量使用有机物农药，我国农药中毒人数越来越多。1994 年我国农药中毒的人数已经超过 10 万人，其中生产性中毒和非生产性中毒比例为 1∶1，非生产性中毒除了误食农药兽药外，大部分是由于食物农药残留而引起的。

(1) 食品中农药残留毒性对人体的危害

食品中农药残留毒性对人体的危害是多方面的，主要表现有：

1) 急性毒性

食品中大多数农药进入机体后，可引起食用者急性中毒。患者在出现各种组织、脏器的一些相应的毒性反应时，还常常发生严重的神经系统损害和功能紊乱，表现一系列精神症状。WHO 对农药的急性毒性分级见表 3-3。

表 3-3 WHO 对农药的急性毒性分级

危害性分级	大鼠经口 LD_{50}（mg/kg 体重）		大鼠经皮 LD_{50}（mg/kg 体重）	
	固 体	液 体	固 体	液 体
Ⅰa 极度危害性	5	20	<10	40
Ⅰb 高度危害性	5～50	20～200	10～100	40～400
Ⅱ中度危害性	50～500	200～2 000	100～1 000	400～4 000
Ⅲ轻度危害性	>500	>2 000	>1 000	>4 000

2) 遗传毒性、生殖毒性、致畸和致癌作用

长期或大剂量摄入农药残留的食品后，还可能对食用者产生遗传毒性、生殖毒性、致畸和致癌作用。据 Daniels 报道，儿童某些肿瘤（脑癌、白血病）与父母在围产期接触化学农药有一定相关性。

继 FAO/WHO 和世界其他国家对食品中农药的最大残留量（MRL）作出规定之后，我国也相继发布了一系列标准，并于 1994 年正式发布农药残留限量标准 7 个，包括 20 种农药在各类食品中的 MRL。

(2) 农药的毒性

和兽药一样,不同的农药作用机理、毒性反应等均不相同,有些是胆碱酯酶抑制剂,而有些是中枢神经毒物,因此,需要一一阐述。

1) 有机磷的毒性

有机磷农药是研究使用较早的农药,属于磷酸酯或硫代磷酸酯类化合物,由于有机磷农药在农业生产中的广泛应用,导致食品发生了不同程度的污染,粮谷、薯类、蔬菜类均可发生此类农药残留。大多数有机磷农药多为高毒性、高残留,易造成水源、食品、农作物、环境等污染,严重危害人体健康。有机磷农药对食品的污染主要表现在植物性食物中,水果、蔬菜等含有芳香物质的植物最易吸收有机磷,且残留量高。有机磷农药的毒性随种类不同而有所差异。各种有机磷农药的 LD_{50} 见表 3-4。

表 3-4 部分有机磷农药对鼠经口的 LD_{50}(mg/kg 体重)

名称	LD_{50}(小鼠)	LD_{50}(大鼠)	名称	LD_{50}(小鼠)	LD_{50}(大鼠)
对硫磷	5.0～10.4	—	敌敌畏	50～92	450～630
甲拌磷	2.0～3.0	1.0～4.0	杀冥松	700～900	870
二嗪磷	18～60	86～270	乐果	126～135	125～245
倍硫磷	74～180	190～395	马拉硫磷	1 190～1 582	1 634～1 761
敌百虫	400～600	450～500	久效磷	—	8～23
辛硫磷	—	1 845～2 170	磷胺	—	17～30

有机磷为神经毒性,可竞争性的抑制乙酰胆碱酶的活性,导致神经传导递质乙酰胆碱的积累,从而引起中枢神经中毒,表现出一系列的中毒症状,如头昏、头痛、恶心、呕吐、腹痛、腹泻和呼吸困难等症状,重度者可出现肺水肿、昏迷、呼吸衰竭、脑水肿。

2) 有机氯杀螨剂的毒性

从当前使用的杀螨剂来看,虽然大多数是高效、低毒的化合物,也较易分解,但它们中的大多数都是神经毒剂,对哺乳动物的毒性不容忽视,对环境也有一定的影响,同时害螨易产生抗性。中毒者有强烈的刺激症状，主要表现为头痛、头晕、眼红充血、流泪怕光、咳嗽、咽痛、乏力、出汗、流涎、恶心、食欲不振、失眠以及头面部感觉异常等，中度中毒者除有上述症状外，还有呕吐、腹痛、四肢酸痛、抽搐、紫绀、呼吸困难、心动过速等症状；重度中毒者除上述症状明显加重外，尚有高热、多汗、肌肉收缩、癫痫样发作、昏迷，甚至死亡。

3）其他杀虫剂的毒性

农业部、卫生部在发布的农药安全使用规定中，把杀虫脒列为高度药物，1989 年已宣布杀虫脒作为淘汰药物。双甲脒不仅毒性高，其中间代谢产物对人体也有致癌作用。该类药物还可通过食物链的传递，对人体造成潜在的致癌危险。

4）拟除虫菊酯的毒性

拟除虫菊酯类为模拟植物天然抗虫物质合成的高效、低毒、低残留农药，近年来发展较快，目前使用的主要有戊氰菊酯、溴氰菊酯、氯氰菊酯等。这类杀虫剂具有广谱、高效、低毒、低残留的特点，因而被广泛使用。

拟除虫菊酯农药在生物体内基本不产生蓄积效应，对哺乳动物毒性低，在环境中易分解，大鼠经口 LD_{50}（mg/kg 体重）见表 3-5。

表 3-5 部分拟除虫菊酯类杀虫剂对大鼠经口的 LD_{50}（mg/kg 体重）

名称	LD_{50}（大鼠）	名称	LD_{50}（大鼠）
溴灭菊酯	710	溴氰菊酯	135
氰戊菊酯	451	氯氰菊酯	200～800
胺菊酯	464	丙烯菊酯	>1 000
氯菊酯	1 200～1 500	氟胺氰菊酯	285

拟除虫菊酯类农药属于中枢神经毒物，其毒性机理是改变神经细胞膜的钠离子通道的功能，阻滞神经传导。其杀虫活性较毒性大数百倍。作用机制与有机氯杀虫剂（如 DDT）相似，都是轴突毒剂，而对突轴无作用。它们引起的中毒征象十分相似，但击倒作用除虫菊酯更为突出。除虫菊酯不但对周围神经系统有作用，对中枢神经

系统，甚至对感觉器官也有作用。一般认为，除虫菊酯对周围神经系统、中枢神经系统及其他器官组织（主要是肌肉）同时起作用。由于药剂通常是通过表皮接触进入，因此，先受到影响的是感觉器官及感觉神经元。

5）氨基甲酸酯类的毒性

氨基甲酸酯类农药目前已有一千多种。用于农业生产的有两类，一类是杀虫剂，另一类是除草剂和杀菌剂。氨基甲酸酯类农药具有高效、低毒、低残留、选择性强等优点。这类农药虽然客服了有机氯农药的高残留和有机磷农药的耐药性的缺点，但在农业生产中施用后，仍可污染食品而导致农药残留，进入人体后，迅速被吸收进入血液，在体内与胆碱酯酶结合后，形成氨基甲酰化胆碱酯酶，进而被氨基甲酰酶水解。氨基甲酸酯类农药的另一个毒性机理是在人体中易与食物中的亚硝酸盐生成亚硝胺类化合物，因而在某些条件下有致癌的可能。进入人体的氨基甲酸酯农药可对人体产生急性毒性和慢性毒性，它是一种可逆性抑制剂，对大鼠的 LD_{50}（mg/kg 体重）见表 3-6。

表 3-6 部分氨基甲酸酯类杀虫剂对大鼠经口的 LD_{50}（mg/kg 体重）

名称	LD_{50}（大鼠）	名称	LD_{50}（大鼠）
涕灭威	0.93	叶蝉散	260～500
速灭威	268～600	西维因	500～850
巴沙	410～635	呋喃丹	8～14

轻度中毒与有机磷农药中毒相似，但一般较轻，以毒蕈碱样症状为明显，可出现头昏、头痛、乏力、恶心、呕吐、流涎、多汗及瞳孔缩小，血液胆碱酯酶活性轻度受抑制，因此一般病情较轻，病程较短，复原较快。大量经口中毒严重时可发生肺水肿、脑水肿、昏迷和呼吸抑制。中毒后不发生迟发性周围神经病。

3. 其他

除了兽药残留、农药残留以外，蜂王浆产品也有可能被其他有害物质污染。

（1）有害元素的毒性

食品中存在的多种重金属元素中有一些对人体有明显的毒害作用，其中在食品卫生标准中要求严格控制的是汞、铅、镉、砷等几种。食品中的有害元素经消化道吸收，通过血液分布于体内组织和脏器，除了以原有形式为主外，还可以转变成具有较高毒性的化合物形式。多数有毒元素在体内有蓄积性，半衰期较长，能产生急性和慢性毒性反应，还有可能产生致畸、致癌和致突变作用。

有机汞引起的急性毒性，小鼠经口的 LD_{50}：氯化汞 10 mg/kg 体重～69.7 mg/kg 体重，氯化甲基汞为 38 mg/kg 体重，氯化乙基汞为 59 mg/kg体重。食入 0.1 g 氯化汞即可引起严重中毒，0.5 g～1 g 可引起死亡。

铅中毒可表现为急性毒性和亚慢性、慢性毒性。铅中毒可引起多个系统症状，但最主要的症状为食欲不振、口有金属味、失眠、头痛、头晕，严重时出现痉挛、抽搐、瘫痪、循环衰竭。

砷可以通过食道、呼吸道和皮肤黏膜进入肌体。元素砷基本无毒，砷的化合物具有不同的毒性，三价砷的毒性比五价砷大。急性砷中毒通常表现为急性胃肠炎，慢性砷中毒主要表现为食欲下降、体重下降、胃肠障碍、末梢神经炎、结膜炎和皮肤变黑。

镉为有毒元素，其化合物毒性更大。硫化镉、硒磺酸隔的毒性较低，小鼠经口的 LD_{50} 分别为 1 160 mg/kg 体重和 2 425 mg/kg 体重。氧化镉、氯化镉、硫酸镉毒性较高，小鼠经口的 LD_{50} 分别为 72 mg/kg 体重、93.7 mg/kg 体重和 88 mg/kg 体重。急性中毒者主要表现为恶心、呕吐、腹痛、腹泻，继而引起中枢神经中毒症状。严重者可因虚脱死亡。

有害元素主要通过以下污染途径进入食品：工业三废的排放使土壤、水源、大气受到污染，有害元素进入农作物体内；农业生产中使用农药不当和使用劣质农药；食品的运输、包装和加工中受到污染；使用不合卫生标准的食品添加剂等。

有害重金属和类金属元素的毒性与其存在形式和化合态有密切的关系。有些化合物的使用形式是无毒形式，但可能因生物代谢转化而生成毒性更强的化合物。它们的毒性危害还与人体和动物体的营养状况、生理状态有关系。一般来说，营养充足时可以减轻危害。

1973 年 WHO 规定成人每周摄入总汞量不得超过 0.3 mg，其中甲基汞摄入量每周不得超过 0.2 mg。我国规定食品中汞允许限量(mg/kg，以 Hg 计)：牛乳及乳制品≤0.01，肉、去壳蛋≤0.05，鱼和其他水产品≤0.3。

1972 年 FAO/WHO 食品添加剂委员会推荐铅的每周暂行允许摄入量(PTW1)成年人为 0.05 mg/kg 体重。1986 年制定儿童每周暂行允许摄入量(PTW1) 为 0.025 mg/kg 体重。我国食品卫生标准规定，肉类、鱼虾、鲜乳类食品中铅的允许限量≤0.5 mg/kg。

1988 年 FAO/WHO 暂定砷的每日允许最大摄入量为 0.05 mg/kg体重，对无机砷每周允许摄入量建议为 0.015 mg/kg 体重。我国规定食品中砷的允许限量为：肉类、淡水鱼、蛋类、鲜奶、鲜海鱼≤0.5 mg/kg，鲜贝类≤1.0 mg/kg。

1988 年 FAO/WHO 推荐镉的每周允许摄入量(PTWI)为 0.007 mg/kg体重，即对 60 kg 体重的人来说，每日镉的摄入量为 60 μg。我国食品中镉的允许限量(以 mg/kg 计)，蛋类≤0.05，肉、鱼≤0.1。

(2) 咖啡因的毒副作用

咖啡因是从茶叶、咖啡果中提炼出来的一种生物碱，适度地使用有祛除疲劳、兴奋神经的作用，临床上用于治疗神经衰弱和昏迷复苏。但是，大剂量或长期使用也会对人体造成损害，特别是它也有成瘾性，一旦停用会出现精神萎顿、浑身困乏疲软等各种戒断症状，虽然其成瘾性较弱，戒断症状也不十分严重，但由于药物的耐受性而导致用药量不断增加时，咖啡因就不仅作用于大脑皮层，还能直接兴奋延髓，引起阵发性惊厥和骨骼震颤，损害肝、胃、肾等重要内脏器官，诱发呼吸道炎症、妇女乳腺瘤等疾病，甚至导致吸食者下一代智能低下，肢体畸形。因此也被列入受国家管制的精神药品范围。

(3) 微生物污染

蜂王浆产品独特的生物成分、产生和储存的天然环境、pH 值、保存和加工方式等都大大降低了其微生物污染的几率和风险，因此就蜂王浆产品的安全卫生而言，化学污染相较于微生物污染风险更大，更应引起人们的关注。虽然蜂王浆产品微生物污染的风险较小，但其卫生状况也不容忽视。在运输、分装、贮藏、食用过程中，包括加工设备、加工环境、操作人员、包装容器、昆虫、空气、水、取食用具等在内的各种因素都会引起产品的微生物污染，特别是霉菌和酵母类微生物的污染。

二、风险评估——暴露评估

暴露评估定义为(WHO,1997)对通过食物或其他途径而可能摄入人体内的生物性、化学性、物理性成分进行定性和/或定量评价。即调查人群暴露于一个化合物的时间、频率、间期，再将这些信息与饮食摄入量、化合物在食物中的浓度结合，估计人体摄入量。本次蜂王浆中各种有害物质摄入量的研究就是通过调查人群蜂王浆的摄入量和蜂王浆产品中有毒有害物质含量相结合，从而推算出相应的人体摄入量。

1. 蜂王浆中各种有毒有害物质检测

(1) 样品的采集和保存

样品主要通过三种方式获得：

选择 5 家有代表性的蜂王浆产品制造厂家，选择不同产地的蜂王浆，从同一来源(养蜂地)的不同批蜂王浆中选择有代表性的批次 2 批(批总数小于 15 的选 2 批，批总数大于或等于 15 的选 3～4 批)。每一批作为一个样品，采集 500 g(1 斤)左右，装入专用容器并编号。编号以 1,2,3……表示，并登记相应的样品登记表。样品采集后要及时低温保存。样品采集数量约为 50 份左右，可以针对实际情况增减 20%。样品收集时间以春季(4 月—6 月)为主，其他时间如果有蜂王浆收购过程，也按上述要求收集。收购人员在收购过程中，记录蜂农养蜂时所使用的兽药及兽药店销售的用于蜜蜂的药物。

选择超市、农贸市场等地方，购买不同长家生产的蜂王浆样品。

最后共收集蜂王浆样品 1 019 个，样品包括鲜王浆和王浆冻干粉。所有样品均装入清洁带盖器皿中，置于 −20 ℃冰箱中保存。

(2) 检测

对采集的蜂王浆样品进行 17 大类 126 个有毒有害物质进行检测，检测的具体方法和检出限情况详见表 3-7。

表 3-7　蜂王浆中各类有毒有害物质检测方法列表

序号	分类	检测方法	检出限/(μg/kg)
1	氯霉素	蜂王浆中氯霉素残留的 ELISA 快速筛选方法	0.3
		蜂王浆中氯霉素残留的液相色谱串联质谱方法	0.3
2	氨基糖苷类	蜂王浆中链霉素/双氢链霉素残留的 ELISA 快速筛选方法	20
		蜂王浆中链霉素和双氢链霉素残留的液相色谱串联质谱方法	10
3	四环素	蜂王浆中四环素族残留的 CHARMII 快速筛选方法	30
		蜂王浆中 10 种四环素类抗生素残留的液相色谱串联质谱方法	10
4	β-内酰胺	蜂王浆中 β-内酰胺残留的 ELISA 快速筛选方法	10
5	大环内酯	蜂王浆中泰乐菌素残留的 ELISA 快速筛选方法	10
		蜂王浆中 7 种大环内酯残留的液相色谱串联质谱方法	10
6	磺胺类	蜂王浆中磺胺类抗生素残留的 CHARMII 快速筛选方法	5
		蜂王浆中 16 种磺胺类残留液相色谱串联质谱方法	5
7	硝基呋喃	蜂王浆中 4 种硝基呋喃代谢产物残留液相色谱串联质谱方法	0.5
8	硝基咪唑	蜂王浆中 10 种硝基咪唑类残留的液相色谱串联质谱方法	10
9	林可霉素类	蜂王浆中 3 种林可胺类残留的检测方法	10

续表 3-7

序号	分类	检 测 方 法	检出限/(μg/kg)
10	氟喹诺酮	蜂王浆中氟喹诺酮类残留的 ELISA 快速筛选方法	5
		蜂王浆中 15 种氟喹诺酮类残留的液相色谱串联质谱方法	5
11	有机磷	蜂王浆中 11 种有机磷残留的检测方法	10
12	有机氯	蜂王浆 8 种有机氯残留检测方法	10
13	杀虫剂	蜂王浆中杀虫脒及其代谢物残留检测方法	10
		蜂王浆中双甲脒及其代谢物残留检测方法	10
14	拟除虫菊酯	蜂王浆中 9 种菊酯残留的检测方法	10
15	氨基甲酸酯	蜂王浆中 8 种氨基甲酸酯残留的检测方法	10
16	有害元素	蜂王浆中铅、镉、汞、砷含量的检测方法	铅:200;镉:100;汞:10;砷:500
17	咖啡因	蜂王浆中咖啡因含量的检测方法	0.2
18	微生物*	国家标准	

*

(1) 菌落总数按 GB 4789.2—2010《食品安全国家标准食品微生物学检验　菌落总数测定》规定检验;

(2) 大肠菌群按 GB 4789.3 —2010《食品安全国家标准食品微生物学检验　大肠菌群计数》规定检验;

(3) 霉菌和酵母按 GB 4789.15—2010《食品安全国家标准食品微生物学检验　霉菌和酵母计数》规定检验;

(4) 其他致病菌按 GB 4789.4—2010《食品安全国家标准食品微生物学检验　沙门氏菌检验》、GB/T 4789.5—2003《食品卫生微生物学检验　志贺氏菌检验》、GB 4789.10—2010《食品安全国家标准食品微生物学检验　金黄色葡萄球菌检验》和 GB/T 4789.11—2003《食品卫生微生物学检验　溶血性链球菌检验》规定检验。

农业部发布的农业行业标准 NY 5135—2002《无公害食品　蜂王浆与蜂王浆冻干粉》，规定了蜂王浆与蜂王浆冻干粉中微生物检测相关方法：

1）取样条件：在相对湿度≤35%、温度 0 ℃～25 ℃左右的洁净干燥房间里，迅速抽取样品。

2）卫生安全指标见表 3-8。

表 3-8　蜂王浆与蜂王浆冻干粉卫生安全指标

项　　目	蜂王浆	蜂王浆冻干粉
菌落总数/(cfu/g)	1 000	10 000
大肠菌群/(MPN/100 g)	≤90	
霉菌/(cfu/g)	50	
酵母/(cfu/g)	≤50	
致病菌(系指肠道致病菌或致病性球菌)	不得检出	

根据项目设计，对样品中各类兽药、农药和有害元素残留进行检测分析。由于检测涉及的检测项目多，因此在实际分析过程中，先随机抽取部分样品进行检测，对检出率高、风险大的项目再扩大检测范围，有针对性地进行检测，以节省人力、物力。

(3) 检测结果评估

以下分别列出蜂王浆中未检出、少量检出、较多检出的有毒有害物质的情况。

1）未检出的物质

在对 17 大类 126 个项目的检测中，表 3-9 所列物质在蜂王浆中未检出。对于未检出的样品，在本次风险评估中不进行评估。

对样品中“未检出”或“低于检出限”的结果赋值是膳食暴露评估中

关键的内容之一。如果没理由相信食品中不存在被关注的物质，如食品中没有登记使用的农药或食品经过处理后可以彻底除去的物质，那么就需要假设样品中可能含有低于检出限/定量限的被检测物质。风险评估者必须要对这样的样品进行定值。一种情况是，假设这些样品中含有最低检出限/最低定量限的一半值，但是如果未检出的样品量很大，这样做可能会改变计算的平均值和变异值。另一种情况是采用下限和/或上限值，如 0 和最低检出限。通常来说，对于存在于食品中的化合物，如天然存在的污染物、营养素和毒素等，下限和上限值应该同时用来计算食品中的平均浓度。下限是指假设“未检出”样品的浓度为 0；而上限是假设“未检出”样品的浓度为最低检出限。这样假设已经被用于饮食暴露评估和相关的风险评估方面。具体的条例可见 Helsel 等的报道或世界环境监控系统开始启动——食品污染监测和评估方案（GEMS/Food-Euro，1995）。比如：GEMS/Food 已经建议如果少于 60％的结果是未检出，那么对平均值的合理估计是采用二分之一的最低检出限来代替“未检出”结果。但是一些专家也建议当多于 10％～15％的样品是未检出的时候，需要考虑的更仔细一点。通常，如果样品中有一大部分结果是“未检出”的，那么建议要比较当“未检出”样品的浓度用“0”代替时和用“最低检出限”代替时，对暴露的评估有无影响。有报道，最低检出限越高，对暴露的评估影响越大。对于一些除非特殊用途（如农药、兽药或食品添加剂）不可能存在的化合物，通常用下限来取代“未检出浓度”。

本次研究中，为了保护绝大部分人群的蜂王浆摄入安全，最大可能暴露潜在的风险，用“最低检出限”来代替“未检出”样品的浓度，称为最坏情况评估。如果在最坏情况下，风险评估的结论是不安全的，那么需要进一步用“0”代替“未检出”浓度，做最好情况评估，再结合两者的结论综合讨论；如果在最坏情况下，风险评估的结论也是安全的，那么最好情况下的风险更小。

表 3-9 蜂王浆中未检出的有毒有害物质列表

类别	名称										
氨基糖苷类	双氢链霉素										
四环素	土霉素	4-差向土霉素	4-差向四环素	去甲金霉素	金霉素	4-差向金霉素	强力霉素	二甲胺四环素	甲烯土霉素		
大环内酯类	红霉素	交沙霉素	替米考星	罗红霉素	螺旋霉素	竹桃霉素	泰乐菌素				
磺胺类	磺胺噻唑	磺胺吡啶	磺胺-6-(间)甲氧嘧啶	磺胺甲噻二唑							
硝基咪唑	二甲硝咪唑	羟基二甲硝咪唑	羟基甲硝唑	洛硝哒唑	异丙硝唑	羟基异丙硝唑	2-甲硝咪唑	氯甲硝咪唑	苯硝咪唑		
林可霉素类	林可霉素	氯林可霉素	吡利霉素								
氟喹诺酮	麻保沙星	依诺沙星	达氟沙星	洛美沙星	奥比沙星	双氟沙星	沙拉沙星	司帕沙星	噁喹酸		

续表 3-9

类别	名称										
有机磷	敌敌畏	甲胺磷	灭线磷	喹硫磷	甲基对硫磷	甲拌磷	乐果	三唑磷	马拉硫磷	对硫磷	蝇毒磷
有机氯杀螨剂	杀螨醇	氯杀螨	甲基克杀螨	杀螨酯	乙酯杀螨酯醇	溴螨酯	三氯杀螨砜	哒螨酮			
杀虫剂	双甲脒	杀虫脒									
拟除虫菊酯	联苯菊酯	甲氰菊酯	氯氟氰菊酯	氯菊酯	氟氯氢菊酯	氯氢菊酯	氰戊菊酯	高氰戊菊酯	溴氰菊酯		
氨基甲酸酯	异丙威	仲丁威	灭多威	克百威	抗芽威	甲萘威	甲硫威	恶虫威			
有害元素	汞										
微生物	菌落总数	大肠菌群	霉菌	酵母	沙门氏菌	志贺氏菌	金黄色葡萄球菌	溶血性链球菌			

2）少量检出物质

个别化合物，因为检出的样品量很少，如不大于 10 个，见表 3-10，做概率分析结果拟和性差，因此在本次风险评估中，取最高检出值进入风险评估。

表 3-10 蜂王浆中少量检出的有毒有害物质列表

名称	检测样品数量/个	最大值/(μg/kg)
四环素	174	12.7
β 内酰胺类药物	105	119.7
磺胺-5-(对)甲氧嘧啶	331	6.3
磺胺二甲基嘧啶	331	7.2
磺胺二甲氧嘧啶	331	5.4
磺胺甲基嘧啶	331	33.1
磺胺甲氧哒嗪	331	10.4
磺胺喹恶啉	331	10.2
磺胺邻二甲氧嘧啶	331	12.2
磺胺氯哒嗪	331	9.9
磺胺嘧啶	331	172
苯酰磺胺	331	5
呋喃妥因代谢物	271	1.5
呋喃他酮代谢物	271	5.12
呋喃唑酮代谢物	271	3.82
恩诺沙星	238	193
氧氟沙星	238	7.3
砷	64	0.14 mg/kg

3）较多检出物质

根据 WHO 对食品中兽药残留的评估中规定，对食品中兽药的最大残留限量的推导方法，采用回归分析方法，计算 95%上限的浓度值，见图 3-1 和表 3-11。

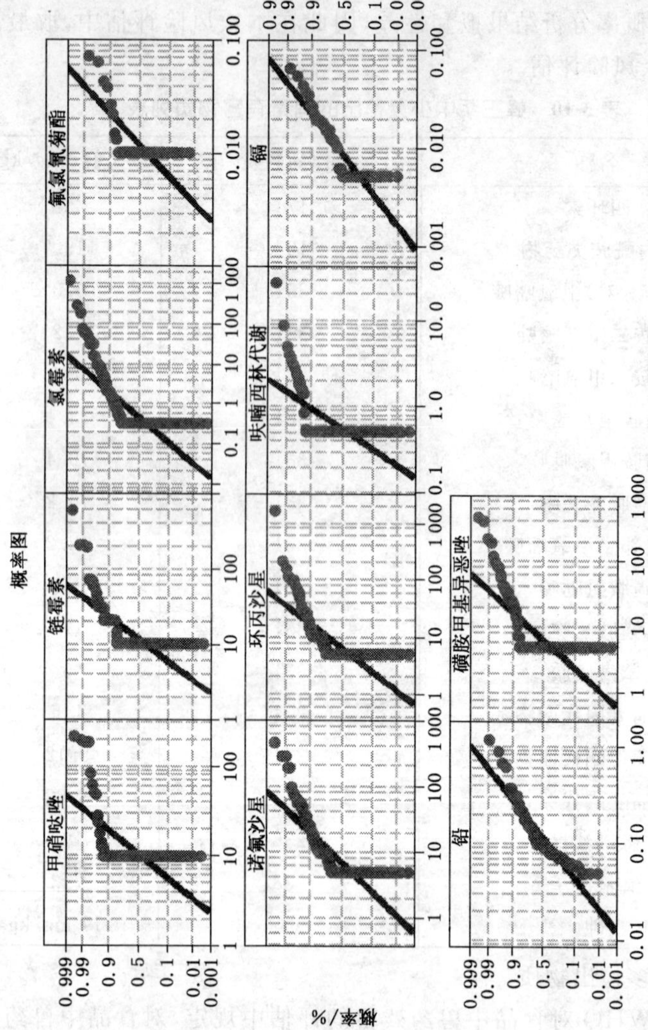

图 3-1　蜂王浆中多个有毒有害物质的浓度概率图

表 3-11 蜂王浆中较多检出的有毒有害物质列表

名称	检测样品数量/个	95%分位数浓度	最大值
呋喃西林代谢物	271	3.50 μg/kg	27.2 μg/kg
诺氟沙星	238	80.9 μg/kg	474 μg/kg
环丙沙星	238	174 μg/kg	1 620 μg/kg
磺胺甲基异恶唑	331	77.6 μg/kg	459 μg/kg
甲硝哒唑	143	59.9 μg/kg	217 μg/kg
链霉素	300	82.4 μg/kg	587 μg/kg
氯霉素	468	102 μg/kg	290 μg/kg
氟胺氰菊酯	45	0.038 mg/kg	0.074 mg/kg
镉	64	0.03 mg/kg	0.066 mg/kg
铅	64	0.29 mg/kg	0.38 mg/kg
咖啡因	92	213 μg/kg	438 μg/kg

概率图最初是用图解的方法来评估一组数据是否符合给定的分布，如正态分布或 Weibull 分布。在风险评估中，用概率图来模拟待测样品中污染物的分布情况，并对 95%的浓度进行估算。在实际样品中，因为污染物的分布通常符合偏态分布，所以采用浓度的对数值作为横坐标，用累积概率做纵坐标，这样，不同样品用浓度和累积概率作图，就可以得到一条线性关系，从而推算出该样品群体中 95%分位数的浓度值。

本次研究因为样品中“未检出”结果过多，因此对整体的分布经过对数转换后，仍然不符合正态分布，在这样的情况下，通过线性拟和来推算样品总体中的 95%的浓度值会准确性较差，因此，在本次风险评估中，还是取蜂王浆样品中各类有毒有害物质检出量的最大值进入评估，做“最坏情况评估”。

2. 蜂王浆摄入量调查

目前，美国、欧盟，包括中国，均建立了普通人群膳食结构库，用来表述不同人群、不同食物，每天的摄入量。然而，至今尚无普通人群中蜂王浆日摄入量的报道。为正确了解人群蜂王浆摄入情况和蜂王浆摄入导致的潜在健康风险，浙江省检验检疫科学技术研究院于 2006 年 9 月到 2007 年 3 月期间对浙江省蜂王浆摄入人群进行了一次人群蜂王浆摄入量调查。

为了解浙江省居民蜂王浆摄入水平，浙江出入境检验检疫局联合多家蜂王浆生产厂家和销售门市部对前来购买蜂王浆的顾客进行了蜂王浆摄入情况调查。调查形式为问卷调查，调查时间从 2006 年 9 月到 2007 年 3 年。调查内容包括一般情况、蜂王浆基础知识调查和摄入水平调查三部分。由于考虑到人群随机抽样中可能出现的蜂王浆服用人数比例过小的情况，因此本次调查仅针对服用蜂王浆的特殊人群，用特殊人群作为普通人群的特例，用最差的情况（the worst case）进行风险评估。如果在最差情况下得出的结论是蜂王浆中各类污染物对人群无风险，那么可以推论在普通人群中的蜂王浆摄入不会造成健康风险。如果在最差情况下得出的结论是蜂王浆中各类污染物对人群可能有风险，那么需要进一步的人群调查。

本次调查共收回调查表 2 227 份，被调查人群的一般情况如下。

（1）调查对象的性别比例

调查对象中有男性 894 名，女性 1 307 名。男女分布见图 3-2。女性是男性的 1.46 倍，这可能与女性更关注养生保养有关。

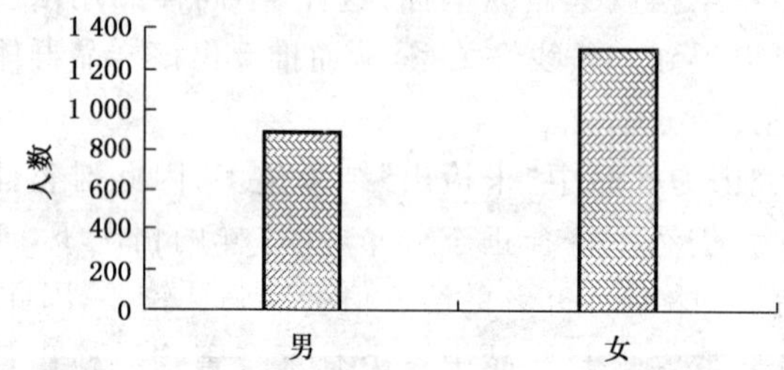

图 3-2　蜂王浆摄入情况调查中男女性别分布

（2）调查对象年龄分布

调查对象的年龄从 11 岁～91 岁，其中，20～29 岁的 135 人，30～39 岁的 243 人，40～49 岁的 402 人，50～59 岁的 509 人，60～69 岁的 1 382 人，70～79 岁的 465 人，80～89 岁的 65 人，各年龄段分布见图 3-3。从年龄分布来看，40～80 岁的人，是服用蜂王浆的主要人群，占全部调查人口的 87.6%。

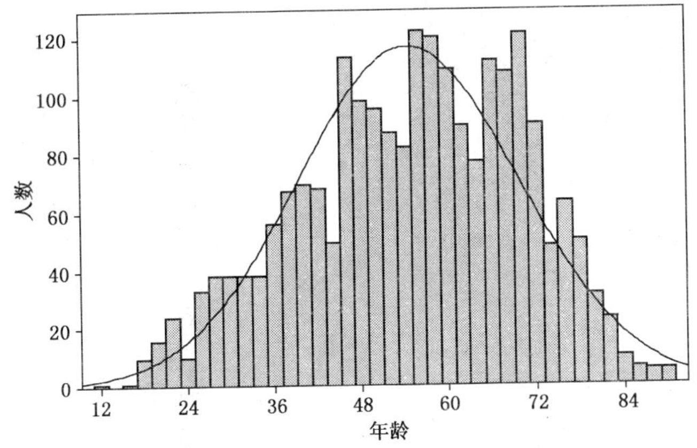

图 3-3 蜂王浆摄入情况调查年龄的分布直方图

(3) 居住地调查

本次调查的 2 227 个对象中,除去 17 个人没有回答该问题以外,只有 12 个人是目前居住在外省,包括安徽、江苏、河南、江西等,其余均居住在浙江省。居住地为浙江富阳 23 人,海宁 1 人,湖州 5 人,建德 1 人, 金华 1 人,临安 21 人,临平 3 人,宁波 1 人,衢州 1 人,上虞1 人,台州 2 人,桐庐 2 人,温州 4 人,萧山 23 人,义乌 2 人,余杭 6 人,诸暨 2 人,其余均为杭州人,2 096 人。

(4) 职业

退休人员占全部调查人群的 45.9%,接下来依次为工人15.5%,商人 9.2%,公务员 7.1%。全部职业分布见图 3-4。

(5) 蜂王浆基础知识调查

本次调查内容包括有关蜂王浆的两个常识,分别为是否认识蜂王浆和蜂王浆是蜂群中谁的食物。参与回答的 2 152 个调查对象中,只有 12 个人表示不知道蜂王浆。同时,有 1 920 人表示知道是蜂皇在食用蜂王浆,占回答人群(2 012)的 95.4%,有 91 个人认为是工蜂在食用蜂王浆,30 个人认为是雄蜂蛹在食用蜂王浆。由于本次是在对经常服用蜂王浆产品的特殊人群中进行的调查,故该部分人群对蜂王浆的了解比例较高。

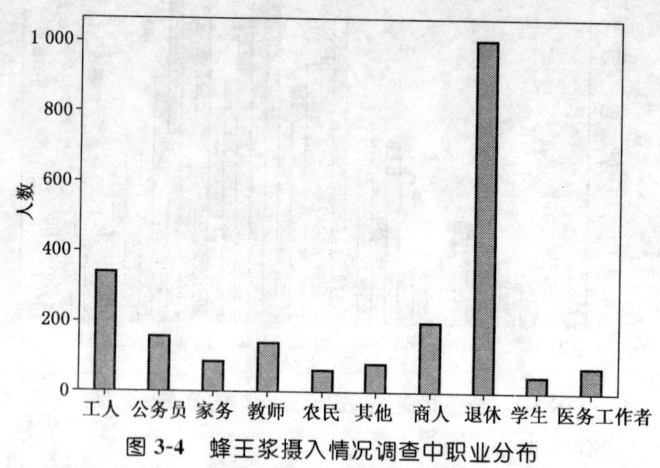

图 3-4　蜂王浆摄入情况调查中职业分布

（6）蜂王浆摄入情况调查

1）摄入蜂王浆产品类别

对市场上主要的蜂王浆产品，如鲜王浆、蜂王浆软胶囊/硬胶囊、蜂王浆片剂和王浆干粉/蜂王浆粉剂等的人群摄入情况进行了调查，在接受调查的 2 041 位对象中，选择鲜王浆的有 638 位，占 37%，蜂王浆胶囊的有 560 位，占 32%，蜂王浆片剂的有 386 位，占 22%，王浆干粉的有 149 位，占 9%（见图 3-5）。可见，选择鲜王浆的人数相对较多。

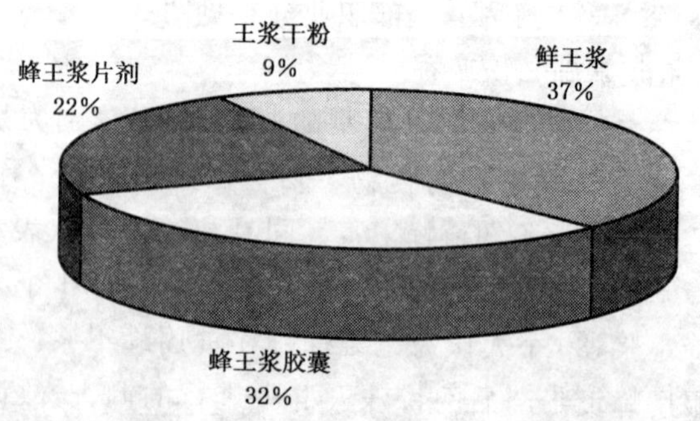

图 3-5　蜂王浆摄入情况调查中摄入王浆产品类别情况分布

2）服用蜂王浆产品数量统计

蜂王浆的摄入量从 32.4 g/a～17 280 g/a，平均 1 865 g/a，其中，男性平均服用 1 999 g/a，女性平均服用 1 754 g/a，男性高于女性，无显著性差异（M-W U 检验，$p>0.05$）。

根据调查的结果，可以作出一个概率图，分别以蜂王浆的摄入量的 log 转换值为横坐标，摄入量累积概率的百分值为纵坐标，见图 3-6。由此可以得出一个趋势函数，并据此计算出人群蜂王浆摄入量的百分之五十（50%）和百分之九十七点五分位数（97.5%），从而进行风险评估。通过计算，该人群的蜂王浆摄入量中位数和 97.5% 分位数分别为 821 g/a 和 7 279 g/a，即 2.25 g/d 和 19.9 g/d，其中，男性的蜂王浆摄入量 97.5% 分位数为 23.7 g/d，女性为 18.9 g/d。

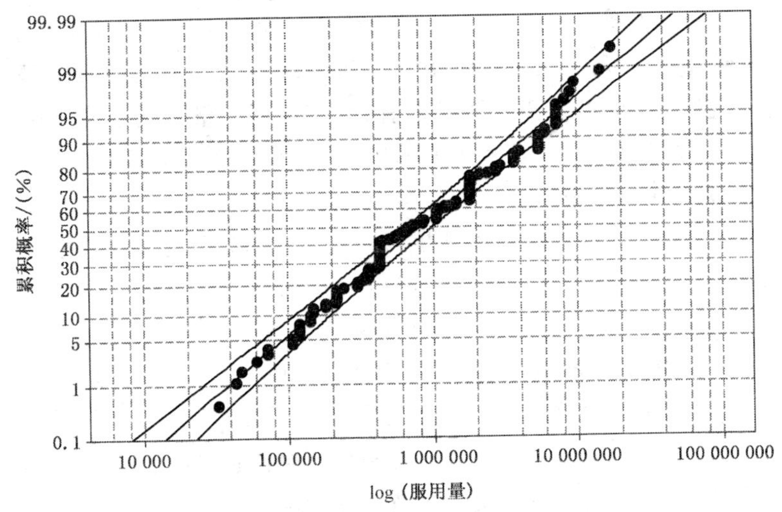

图 3-6 蜂王浆摄入量的累积概率图

通过对不同性别的分层分析，男性日平均食用蜂王浆 2.63 g，女性日平均食用蜂王浆 2.03 g，见图 3-7。

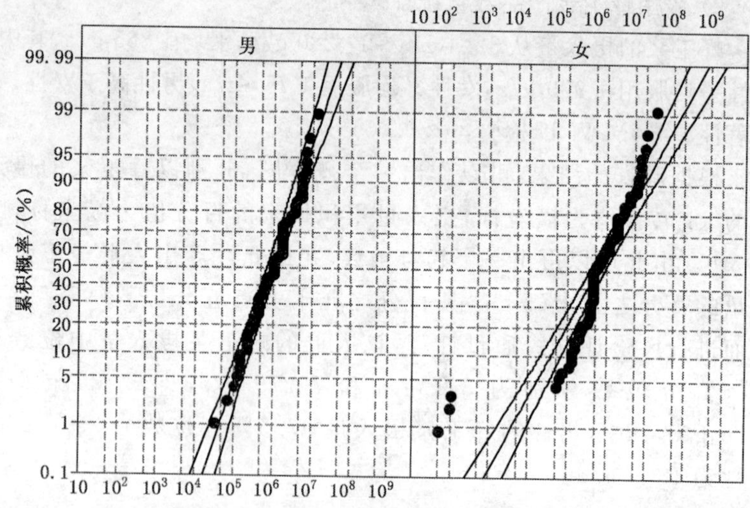

图 3-7　蜂王浆摄入量的分性别累积概率图

WHO 报道人均蜂蜜日摄入量为 20 g，而在德国的一项研究中，日均蜂蜜摄入量为 114 g(WHO, 2008)，蜂王浆的摄入量未见国内外研究报道，从本次调查情况来看，蜂王浆摄入量远低于蜂蜜摄入量，主要原因还是蜂王浆和蜂蜜的用途、食用方式不同所导致。

3）家人一起服用情况

调查有 1 785 个人回答了该项目，其中，797 个人表示有家人一起服用，占 44.6%，988 个人表示没有，占 55.4%。

3. 蜂王浆中各类有毒有害物质暴露量评估

根据 WHO(WHO, 1999)的描述，标准膳食暴露研究是建立在下面四个假设的基础上的：

(1) 所有的食品均经历了最大剂量和最长时间的暴露；

(2) 可食用部分含有最大残留浓度的污染物；

(3) 人群将含有污染物的可食用部分完全摄入；

(4) 终身每天暴露。

根据世界粮农组织(FAO)和世界卫生组织(WHO)建议在杀虫剂的暴露评估中，人群蜂王浆中有害物暴露量的计算方法详见第二

章公式(2-1)

$$y = x_{97.5} \times c_{max} / w_{mean}$$

式中：

$x_{97.5}$——观察全部个体的消费量数据分布的97.5%分位数；

c_{max}——所观察到的最大残留浓度值；

w_{mean}——所选人群的平均体重，对亚洲人群一般取60 kg；

y——所选人群所观察到的暴露水平(mg/kg体重)。

为避免低估污染物的风险值，对所有物质的检出量的最大值作为该物质在蜂王浆中的可能存在浓度，进行最坏情况评估。摄入量最高的有毒有害物质分别是：环丙沙星、氯霉素、诺氟沙星和咖啡因(见表3-12)。以四环素为例，其在蜂王浆产品中的最高残留浓度为12.7 μg/kg，蜂王浆人群97.5%分位数摄入量为19.9 g/d，因此，人群每天通过食用蜂王浆而导致的四环素摄入的最差情况(最高量)为0.252 73 μg，结合亚洲人群的体重(60 kg)，可以推断普通人群由于食用蜂王浆而摄入的四环素最多是0.000 004 2(mg/kg)/d。

表3-12 蜂王浆中各类有毒有害物质摄入量

名称	97.5%分位数的蜂王浆摄入量 g/d	有害物质残留量 μg/kg	有害物质日摄入量 μg/d	有害物质暴露水平 (mg/kg)/d
四环素	19.9	12.7	0.252 73	4.2×10^{-6}
β内酰胺类药物		119.7	2.382 03	4.0×10^{-5}
磺胺-5-(对)甲氧嘧啶		6.3	0.125 37	2.1×10^{-6}
磺胺二甲基嘧啶		7.2	0.143 28	2.4×10^{-6}
磺胺二甲氧嘧啶		5.4	0.107 46	1.8×10^{-6}
磺胺甲基嘧啶		33.1	0.658 69	1.1×10^{-5}
磺胺甲氧哒嗪		10.4	0.206 96	3.4×10^{-6}
磺胺喹恶啉		10.2	0.202 98	3.4×10^{-6}
磺胺邻二甲氧嘧啶		12.2	0.242 78	4.0×10^{-6}
磺胺氯哒嗪		9.9	0.197 01	3.3×10^{-6}

续表 3-12

名　称	97.5%分位数的蜂王浆摄入量 g/d	有害物质残留量 μg/kg	有害物质日摄入量 μg/d	有害物质暴露水平 (mg/kg)/d
磺胺嘧啶		172	3.422 8	5.7×10^{-5}
苯酰磺胺		5	0.099 5	1.7×10^{-6}
呋喃妥因代谢物		1.5	0.029 85	5.0×10^{-7}
呋喃他酮代谢物		5.12	0.101 888	1.7×10^{-6}
呋喃唑酮代谢物		3.82	0.076 018	1.3×10^{-6}
恩诺沙星		193	3.840 7	6.4×10^{-5}
氧氟沙星		7.3	0.145 27	2.4×10^{-6}
砷		140	2.786	4.6×10^{-5}
呋喃西林代谢物		27.2	0.541 28	9.0×10^{-6}
诺氟沙星		474	9.432 6	1.6×10^{-4}
环丙沙星		1 620	32.238	5.4×10^{-4}
磺胺甲基异恶唑		459	9.134 1	1.5×10^{-4}
甲硝哒唑		217	4.318 3	7.2×10^{-5}
链霉素		587	11.681 3	1.9×10^{-4}
氯霉素		290	5.771	9.6×10^{-5}
氟胺氰菊酯		74	1.472 6	2.5×10^{-5}
镉		66	1.313 4	2.2×10^{-5}
铅		380	7.562	1.3×10^{-4}
咖啡因		438	8.716 2	1.5×10^{-4}

从暴露情况来看，人群暴露量最高的依次为：环丙沙星、氯霉素、链霉素、诺氟沙星、磺胺甲基异恶唑、咖啡因、铅、甲硝哒唑等。但是，暴露量大的并不一定对人体产生的危害最大，风险评估最后的结论不是根据暴露量大小而定的，而是需要结合毒理学数据，对暴露的风险进行判定。

三、风险评估——剂量-效应关系

各类有毒有害物质的平均日摄入量（ADI）由具有世界最高权威

的联合国粮农组织/世界卫生组织(FAO/WHO)的食品法典委员会所属的食品添加剂联合专家委员会(简称 JECFA)确定，如果 JECFA 尚未制定某类化合物的 ADI 值，从其他相关方寻找，如美国联邦环保署(EPA)的风险评估系统(Integrated Risk Information System)中的口服参考剂量(Oral Reference Dose)，荷兰国家公共健康及环境保护协会(RIVM)制定的容许摄入量(Tolerable Daily Intake，TDI)和澳大利亚国家健康与医药研究和药物管理局的前农药与农用化学品专家委员会推荐使用的农用化学品和兽药的 ADI 值(张微，2005)。

通过检索，目前在国内外对下列物质的平均(最大、容许)日摄入量已经进行相应的规定，见表 3-13。

表 3-13 有害物质的容许日摄入量/参考剂量

中文名	英文名	ADI (mg/kg)/d	EPA RfD (mg/kg)/d	RIVM TDI (mg/kg)/d
氟胺氰菊酯	Fluvalinate		0.02	
铅	Lead		—	0.003 6
镉	Cadmium		—	0.000 5
汞	Mercury		0.000 3	0.002
砷	Arsenic		0.000 3	0.001
恩诺沙星	Enrofloxacin	0.006 2		
环丙沙星	Ciprofloxacin	0.006 2		
磺胺-5-(对)甲氧嘧啶	Sulfamonomethoxin	0.006		
磺胺二甲嘧啶	sulfadimidine	0.02		
磺胺喹恶啉	sulfaquinoxaline	0.01		
磺胺嘧啶	Sulfamerazine	0.02		
四环素	Tetracycline	0.000 3		
呋喃唑酮	Furazolidone	0.000 4		

大部分在蜂王浆中检测到的兽药残留，如呋喃西林代谢产物，诺氟沙星，环丙沙星、氯霉素、链霉素等均不能在上述机构找到相应的 ADI 值或 TDI。根据中国人民共和国农业部 1999 年发布的《动物性食品中兽药最高残留限量》(见表 3-14)，找到链霉素的 ADI 值范围

为 0～4(μg/kg)/d，在本次风险评估中，取高点 4(μg/kg)/d 进行风险评估。本次共检测到 11 个磺胺类兽药，仅有 4 类从澳大利亚国家健康与医药研究和药物管理局找到相应的 ADI 值，对于其余 7 类磺胺类药物，均未找到相应的 ADI 值。因此采用澳大利亚建议的磺胺类的最小 ADI 值 0.006(mg/kg)/d 进行风险评估。喹诺酮类药物，参考恩诺沙星和环丙沙星的 ADI 值，0.006 2(mg/kg)/d。甲硝唑目前中国和西方国家的要求是不得检出，根据 1995 年的 Sohni (1995) 等对甲硝唑的粗略估计，其 ADI 值为 0.4(mg/kg)/d。β-内酰胺类药物中，台湾曾经公布过阿莫西林的 ADI 值[0.2(mg/kg)/d)]，本次评估采用该值。

对于硝基呋喃类药物，日本食品安全委员会 2007 年在对食品健康影响的评价中称：硝基呋喃类药物包括呋喃唑酮、呋喃西林、呋喃他酮、呋喃妥因及其代谢物——AOZ、SEM、AMOZ、AHD，设定硝基呋喃每日允许摄取量是不适当的。呋喃西林的代谢物 SEM 曾在多种食品中被检出，它对活体的危险较小。但是，硝基呋喃类药物有致癌作用，各国都不允许作为兽药使用，它属于肯定列表制度规定的在食品中不得检出的抗菌剂，然而在部分进口鱼贝类中确实有违规使用硝基呋喃导致残留的案例。会议审议确定，不能设定硝基呋喃类药物及其代谢物的每日允许摄取量(ADI)。在澳大利亚国家健康与医药研究和药物管理局找到呋喃唑酮的 ADI 值 0.000 4(mg/kg)/d，因此，呋喃西林、呋喃妥因、呋喃他酮，参考呋喃唑酮的 ADI 值。

表 3-14 国家农业部发布的动物性食品中兽药最高残留限量和平均日摄入量

药 物	标志残留物	动物品种	靶组织	MRL μg/kg	ADI (μg/kg)/d
双甲脒	Amitraz+2，4-DMA 的总量	蜜蜂	蜂蜜	200	0～3
金霉素	Parent drug	所有食品	肌肉	100	0～3
达氟沙星	Danofloxacin	牛	肌肉	200	0～24
双氢链霉素	Dihydrostrepto	牛/羊	奶	200	0～30

续表 3-14

药　物	标志残留物	动物品种	靶组织	MRL μg/kg	ADI (μg/kg)/d
恩诺沙星	Enrofloxacin ＋	牛	肌肉	100	0～6.2
红霉素	Erythromycin	牛/羊	奶	40	0～5
林可霉素	Lincomycin	牛/羊	肌肉	100	0～10
土霉素	Oxytetracycline	所有食品	肌肉	100	0～3
链霉素	Streptomycin	牛/羊	奶	200	0～30
四环素	Tetracycline＋	所有食品	肌肉	100	0～3
泰乐菌素	Tylosin A	牛	肌肉	100	0～6

加拿大对咖啡因的日平均摄入量规定为：400 mg/d～450 mg/d，本次风险评估采用下限 400 mg/d 进行风险评估。

对于氯霉素，目前尚无相应的 ADI 值或 TDI 值，根据 WHO 专家委员会 2004 年总结(WHO，2004)：不建议对氯霉素设 ADI 值，原因是：目前还没有证据证明氯霉素可以在土壤中自然合成到可以检测到的水平，虽然该可能性很小，需要现代的分析技术来证明。但是有证据表明食品中残留的低浓度的氯霉素不是由于环境残留所导致，考虑到氯霉素在不同环境中半衰期的多变性，也不排除由环境残留从而污染食品的可能性。同样，FAO/WHO 联合技术研讨会对没有 ADI 值或 MRLVD 值(Maximum Residue Limits for Veterinary Drugs)的解释是(WHO，1998a；1998b)：

首先，该物质有可能

(1) CCRVDF 没有优先将该物质进行风险管理；

(2) 已经提议进行评估，但是结果还没有出来；

(3) 已经被 JECFA 提上日程，但是通过综述认为缺少重要的研究或进一步的深入研究。

其次，在风险辨别过程中表现出潜在的无阈值的影响，因此很难给予一个 ADI 值。

最后，已经有 ADI 值，但是，所有和分析方法相适应的假设的 MRLVD 值都产生一个 TMDI 值超过 ADI 值的结果，因此，随后的

风险评估不能继续。

在本次风险评估中，虽然有文献报道菲律宾蛤仔氯霉素的 48 h、96 h LD_{50} 值分别为 1 803，1 161 mg/dm^3，安全浓度为 58.05 mg/dm^3。但是因为实验数据少，缺乏充分可靠的流行病学调查数据，同时没有可获得的 ADI 值，因此，对氯霉素不进行定量的风险评估。

四、风险评估——风险描述

本次研究中蜂王浆中的各类有毒有害污染物质均不是世界卫生组织国际癌症研究中心公布的 1 类确定致癌物或 2 类 3 类可能、疑似致癌物。因此，对蜂王浆的健康风险评估在本次研究中主要指的是非癌症风险。本次蜂王浆中有毒有害物质分析，依照上述 3 部分，进行健康风险评估。

通过部分的检测分析，对蜂王浆中未检出的有毒有害物质，定义为低风险物质，见表 3-9。

本次研究中，发现蜂王浆产品的微生物污染风险较小。这是由于：

(1) 蜂王浆中含有多种生物活性物质，具有天然的抑菌杀菌作用。蜂王浆是由工蜂的咽下腺分泌产生的用以喂养蜂王和蜜蜂幼虫的物质，含有多种蛋白质、20 多种氨基酸（包括人体必需的 8 种氨基酸）、数 10 种矿物质元素，而其中所含有的多种复杂的生物活性物质，更堪称是天然抑菌剂，特别是蜂王浆中的 10-羟基-α-癸烯酸（10-HDA），又称王浆酸，是自然界中其他物质中所没有的，在蜂王浆中的含量可达到 1.4%～2.4%，是蜂王浆特有的标志物，具有极强的杀菌抑菌作用，从而对蜂王浆起到天然的保护作用。另外，蜂王浆中的癸基酸还能产生具有独特的刺激性酸味和香味，从而产生一定的杀菌防腐作用。

研究表明，蜂王浆对金黄色葡萄球、链球菌、变形杆菌、大肠杆菌、伤寒杆菌、枯草杆菌、结核杆菌以及星状发癣菌和表皮癣菌等有抗菌作用，低浓度时可抑制它们，高浓度时有杀菌作用。医学临床上用蜂王浆和蜂蜜配制成外用纱条，用于烫伤、冻伤、外科等创面，其止痛、消炎，改善创面血循环及营养等效果明显优于凡士林等外用纱条。

(2) 蜂王浆独特的pH值可对细菌产生抑制作用。蜂王浆的pH值约在3.5～4.0之间，这使得蜂王浆中的生物活性物质处于稳定状态，并对细菌生长起到抑制作用。

(3) 蜂巢的天然抑菌作用。蜂巢是蜂王浆生产和贮存的天然环境，在蜂巢中有一种物质叫蜂胶，它不仅能够粘合蜂巢，堵塞缝隙，还起到了抗菌防腐的作用，使病菌无法在蜂巢内滋生，从而为蜂王浆的生产和贮存提供了洁净的天然环境，避免了微生物对其的污染。

(4) 蜂王浆加工方式简单，减少了污染的环节。蜂王浆由养蜂生产者直接从人工王台中取出后，一般立即采用低温冷藏或冷冻方式直接保存，这就大大减少了发生污染的中间环节，使微生物污染的风险得到降低。

(5) 蜂王浆的保存条件不利于细菌生长，降低了其微生物污染的风险。鲜王浆对热和光都很敏感，因此需要低温避光储存，一般在10 ℃左右的阴凉处可保存1～2个月，在−5 ℃密封条件下可保存一年，在−18 ℃的条件下可保存数年，在冷藏或冷冻的温度条件下细菌的生长繁殖受到了抑制。

(6) 蜂王浆冻干粉水分含量非常低，对微生物生长起到了抑制作用。蜂王浆冻干粉是在无菌环境下将鲜浆冷冻成固态，抽真空将水分升华干燥而成。对于干燥热敏性制品和需要保持生物活性的物质，冻干是一种有效的方法。该方法有效地防止了制品理化及生物特性的改变，有效保护了许多热敏性生物制品有效成分的稳定性。如蛋白质、酶类、易氧化的物质不会发生变性和丢失其生物活性；颜色基本不发生改变，加水后能够快速溶解并恢复原有水溶液的理化特性和生物活性。蜂王浆冻干粉制品经过冻干后水分含量非常低，使制品的稳定性提高，受微生物污染的机会减小，不仅方便了制品的运输，还大大延长了制品保存期限。

对于蜂王浆中有检出的物质进入风险评估，计算相应的HR值，公式详见第二章公式(2-2)：

$$HR = \frac{C_i \times FC}{RD \times bw}$$

风险比大于等于1，那么研究的因素有可能对研究对象造成健康影响，有潜在的风险，需要进一步做概率评估和风险管理；如果风险比小于1，那么研究的因素对研究对象造成健康损害的可能性比较低，可以暂时忽略，等有进一步的毒理学资料或流行病学证据再重新开展健康风险评估。

结合上述材料，对蜂王浆中各类有害物质的风险评估结论如下。

1. 四环素

四环素会使牙齿变色，能影响牙齿的发育和形成。在蜂王浆中，检测到四环素残留的最高浓度为12.7 μg/kg，根据人群蜂王浆摄入量(97.5%的人群摄入量为19.9 g/d)，推算得出摄入蜂王浆的人均日暴露量为4.2×10^{-6} (mg/kg *bw*)/d，结合四环素的ADI值0.000 3(mg/kg)/d，根据公式，计算蜂王浆中残留的四环素对人体的健康风险比为1.40×10^{-2}，远小于1，因此，可以认为目前蜂王浆中残留的四环素即使在最坏情况下，对人体造成潜在危害的可能性也比较小。

2. **β**-内酰胺类药物

β-内酰胺类药物可能引起腹泻、头晕、疹块、荨麻疹、重叠感染(包括念珠菌)等副反应，约10%的病人对β-内酰胺类抗生素产生过敏。在检测的蜂王浆中β-内酰胺类药物残留的最高浓度为119.7 μg/kg，人均日暴露量为4.0×10^{-5} (mg/kg *bw*)/d，结合β-内酰胺类药物的ADI值0.2(mg/kg)/d，根据公式，计算蜂王浆中残留的β-内酰胺类药物对人体的健康风险比为1.89×10^{-4}，远小于1，因此，可以认为目前蜂王浆中残留的β-内酰胺类药物即使在最坏情况下，对人体造成潜在危害的可能性也比较小。

3. 磺胺类药物

磺胺类药物对人有严重的副作用，表现在血液系统的有粒细胞减少或缺乏、贫血、血小板减少，易引起血尿、结晶尿及肾损害，其不良反应还有恶心、呕吐、皮疹、发热、溶血性贫血、粒细胞减少、肝脏损害等。在检测的蜂王浆中磺胺类药物残留的最高浓度为 459 μg/kg(磺胺甲基异恶唑)，其次为磺胺嘧啶(172 μg/kg)，人均日暴露量最高的是磺胺甲基异恶唑 1.5×10^{-4} (mg/kg *bw*)/d，结合磺胺类药物的ADI值 0.2 (mg/kg)/d，根据公式，计算蜂王浆中残留的磺胺类药物对人体的健康风险比分别为：3.48×10^{-4}(磺胺-5-(对)甲氧嘧啶)，1.19×10^{-4}(磺胺二甲基嘧啶)，8.96×10^{-5}(磺胺二甲氧嘧啶)，1.83×10^{-3}(磺胺甲基嘧啶)，5.75×10^{-4}(磺胺甲氧哒嗪)，3.38×10^{-4}(磺胺喹恶啉)，6.74×10^{-4}(磺胺邻二甲氧嘧啶)，5.47×10^{-4}(磺胺氯哒嗪)，2.85×10^{-3}(磺胺嘧啶)，2.76×10^{-4}(苯酰磺胺)和 2.54×10^{-2}(磺胺甲基异恶唑)，

每一个磺胺类药物的风险比均小于1，同时所有磺胺的风险比合计为 3.30×10^{-2}，仍小于1，因此，可以认为目前蜂王浆中残留的磺胺类药物即使在最坏情况下，对人体造成潜在危害的可能性也比较小。

4. 硝基呋喃

硝基呋喃类药物有致癌、致畸、致突变等危险，在检测的蜂王浆中4类硝基呋喃类药物代谢产物均有检出，其中呋喃西林代谢物浓度最高，达 27.2 μg/kg，呋喃妥因代谢物残留浓度为 1.5 μg/kg，呋喃他酮代谢物残留浓度为 5.12 μg/kg，呋喃唑酮代谢物残留浓度为 3.82 μg/kg，结合人群暴露量数据，硝基呋喃类药物对人体的健康风险比分别为：1.24×10^{-3}(呋喃妥因代谢物)，4.25×10^{-3}(呋喃他酮代谢物)，3.17×10^{-3}(呋喃唑酮代谢物)和 2.26×10^{-2}(呋喃西林代谢物)，每一个硝基呋喃类药物的风险比均小于1，同时加和风险比为 3.13×10^{-2}，仍小于1，因此，可以认为目前蜂王浆中残留的硝基呋喃类药物即使在最坏情况下，对人体造成潜在危害的可能性也比较小。

5. 氟喹诺酮

氟喹诺酮类药物容易产生耐药性，更严重的是动物性食品中残

留较低浓度的药物容易诱导人类致病菌产生耐药性，不利于该类药物对人类疾病的治疗。在检测的蜂王浆中4类氟喹诺酮类药物均有检出，其中环丙沙星浓度最高，达1 620 μg/kg，诺氟沙星残留浓度为474 μg/kg，恩诺沙星残留浓度为193 μg/kg，氧氟沙星残留浓度为7.3 μg/kg，结合人群暴露量数据，氟喹诺酮类药物对人体的健康风险比分别为：1.03×10^{-2}（恩诺沙星），3.91×10^{-4}（氧氟沙星），2.54×10^{-2}（诺氟沙星）和8.67×10^{-2}（环丙沙星），每一个氟喹诺酮类药物的风险比均小于1，同时加和风险比为1.23×10^{-1}，小于1，因此，可以认为目前蜂王浆中残留的氟喹诺酮类药物即使在最坏情况下，对人体造成潜在危害的可能性也比较小。

6. 甲硝唑

甲硝唑又叫甲硝哒唑，其副作用包括恶心呕吐、口腔金属异味、头痛、感觉障碍，还可引起精神症状、尿道刺激症状及心律失常。在检测的蜂王浆中甲硝唑残留的最高浓度为217 μg/kg，人均日暴露量为7.2×10^{-5}(mg/kg *bw*)/d，结合甲硝唑的ADI值0.4 (mg/kg)/d，根据公式，计算蜂王浆中残留的甲硝唑对人体的健康风险比为1.80×10^{-4}，远小于1，因此，可以认为目前蜂王浆中残留的甲硝唑即使在最坏情况下，对人体造成潜在危害的可能性也比较小。

7. 氯霉素

氯霉素有较严重的毒副作用，如再生障碍性贫血、灰婴综合征等，在检测的蜂王浆中，氯霉素残留的最高浓度为290 μg/kg，根据人群蜂王浆摄入量(97.5%的人群摄入量为19.9 g/d)，推算得出摄入蜂王浆的人均日暴露量为9.6×10^{-5}(mg/kg *bw*)/d，因为氯霉素目前没有相应的ADI值，因此，不能进行量化的风险评估。但是，中国普通人群中通过食用蜂王浆摄入的氯霉素量为9.6×10^{-8}(g/kg)/d，略高于Sechena(Sechena，2003)报道的美国人群通过食用海产品摄入的氯霉素量2×10^{-9}(g/kg)/d。因此，氯霉素在蜂王浆中的残留问题还是需要继续引起关注。

8. 链霉素

链霉素具有耳毒性和肾脏毒性，能损害脑神经、耳蜗神经，对近端肾曲管有损害，造成血尿、肾功能衰退等。在检测的蜂王浆中，链霉素残留的最高浓度为587 μg/kg，根据人群蜂王浆摄入量(97.5%的人群摄入量为19.9 g/d)，推算得出摄入蜂王浆的人均日暴露量为1.9×10^{-4}(mg/kg *bw*)/d，结合链霉素的ADI值0.004 (mg/kg)/d，根据公式，计算蜂王浆中残留的链霉素对人体的健康风险比为4.87×10^{-2}，小于1，因此，可以认为目前蜂王浆中残留的链霉素即使在最坏情况下，对人体造成潜在危害的可能性也比较小。

9. 拟除虫菊酯类

拟除虫菊酯类农药属于中枢神经毒物，其毒性机理是改变神经细胞膜的钠离子通道的功能，阻滞神经传导。在检测的蜂王浆中检测到拟除虫菊酯类农药只有氟胺氰菊酯，最高残留浓度为0.074 mg/kg，人均日暴露量为2.5×10^{-5}(mg/kg *bw*)/d，结合氟胺氰菊酯的ADI值0.02 (mg/kg)/d，根据公式，计算蜂王浆中残留的氟胺氰菊酯对人体的健康风险比为1.23×10^{-3}，远小于1，因此，可以认为目前蜂王浆中残留的氟胺氰菊酯即使在最坏情况下，对人体造成潜在危害的可能性也比较小。

10. 有害元素

有害元素经消化道吸收，通过血液分布于体内组织和脏器，除了以原有形式为主外，还可以转变成具有较高毒性的化合物形式。铅中毒可引起多个系统症状，但最主要的症状为食欲不振、口有金属味、失眠、头痛、头晕，严重时出现痉挛、抽搐、瘫痪、循环衰竭。镉急性中毒主要表现为恶心、呕吐、腹痛、腹泻，继而引起中枢神经中毒症状，严重者可因虚脱死亡。砷可以通过食道、呼吸道和皮肤黏膜进入机体。在蜂王浆产品中，检测到的铅最高残留浓度为0.38 mg/kg，镉为0.074 mg/kg，砷为0.14 mg/kg，计算得出铅、镉、砷的风险比分别为3.50×10^{-2}、4.38×10^{-2}和4.64×10^{-2}，小于1，因此，可以认为目前蜂王浆中残留的有害元素即使在最坏情况下，对人体造成潜在危害的可能性也比较小。

11. 咖啡因

咖啡因长期使用也会对人体造成损害，有成瘾性，一旦停用会出现精神萎顿、浑身困乏疲软等各种戒断症状，被列入受国家管制的精神药品范围。在蜂王浆中，检测到咖啡因残留的最高浓度为 438 μg/kg，推算得出摄入蜂王浆的人均日暴露量最大为 1.5×10^{-4}(mg/kg *bw*)/d，结合咖啡因的 ADI 值 400(mg/kg)/d，根据公式，计算蜂王浆中残留的咖啡因对人体的健康风险比为 1.94×10^{-5}，远小于1，因此，可以认为目前蜂王浆中残留的咖啡因即使在最坏情况下，对人体造成潜在危害的可能性也比较小。

12. 性别比较

通过对男性和女性蜂王浆摄入量的比较，男性高于女性：男性平均服用蜂王浆 1 999 g/a，女性平均服用 1 754 g/a；男性的 97.5%分位数蜂王浆摄入量为 23.7 g/d，女性为 18.9 g/d。因此，分性别对调查人群的蜂王浆摄入量进行风险评估具有重要意义。结果发现所有有害物质的风险比均小于 1(见表 3-15)，因此，可以认为，蜂王浆摄入人群中，无论性别，因为蜂王浆摄入而导致健康影响的可能性均很小。

表 3-15　蜂王浆中有毒有害物质的分性别健康风险评估

有害物质名称	男性		女性	
	有害物质暴露水平 (mg/kg)/d	风险比	有害物质暴露水平 (mg/kg)/d	风险比
四环素	5.0×10^{-6}	1.7×10^{-2}	4.0×10^{-6}	1.3×10^{-2}
β内酰胺类药物	4.7×10^{-5}	2.4×10^{-4}	3.8×10^{-5}	1.9×10^{-4}
磺胺-5-(对)甲氧嘧啶	2.5×10^{-6}	4.1×10^{-4}	2.0×10^{-6}	3.3×10^{-4}
磺胺二甲基嘧啶	2.8×10^{-6}	1.4×10^{-4}	2.3×10^{-6}	1.1×10^{-4}
磺胺二甲氧嘧啶	2.1×10^{-6}	1.1×10^{-4}	1.7×10^{-6}	8.5×10^{-5}
磺胺甲基嘧啶	1.3×10^{-5}	2.2×10^{-3}	1.0×10^{-5}	1.7×10^{-3}
磺胺甲氧哒嗪	4.1×10^{-6}	6.8×10^{-4}	3.3×10^{-6}	5.5×10^{-4}
磺胺喹恶啉	4.0×10^{-6}	4.0×10^{-4}	3.2×10^{-6}	3.2×10^{-4}
磺胺邻二甲氧嘧啶	4.8×10^{-6}	8.0×10^{-4}	3.8×10^{-6}	6.4×10^{-4}
磺胺氯哒嗪	3.9×10^{-6}	6.5×10^{-4}	3.1×10^{-6}	5.2×10^{-4}
磺胺嘧啶	6.8×10^{-5}	3.4×10^{-3}	5.4×10^{-5}	2.7×10^{-3}
苯酰磺胺	2.0×10^{-6}	3.3×10^{-4}	1.6×10^{-6}	2.6×10^{-4}

续表 3-15

有害物质名称	男性		女性	
	有害物质暴露水平(mg/kg)/d	风险比	有害物质暴露水平(mg/kg)/d	风险比
磺胺甲基异恶唑	5.9×10^{-7}	3.0×10^{-2}	4.7×10^{-7}	2.4×10^{-2}
呋喃妥因代谢物	2.0×10^{-6}	1.5×10^{-3}	1.6×10^{-6}	1.2×10^{-3}
呋喃他酮代谢物	1.5×10^{-6}	5.1×10^{-3}	1.2×10^{-6}	4.0×10^{-3}
呋喃唑酮代谢物	7.6×10^{-5}	3.8×10^{-3}	6.1×10^{-5}	3.0×10^{-3}
呋喃西林代谢物	2.9×10^{-6}	2.7×10^{-2}	2.3×10^{-6}	2.1×10^{-2}
恩诺沙星	5.5×10^{-5}	1.2×10^{-2}	4.4×10^{-5}	9.8×10^{-3}
氧氟沙星	1.1×10^{-5}	4.7×10^{-4}	8.6×10^{-6}	3.7×10^{-4}
诺氟沙星	1.9×10^{-4}	3.0×10^{-2}	1.5×10^{-4}	2.4×10^{-2}
环丙沙星	6.4×10^{-4}	1.0×10^{-1}	5.1×10^{-4}	8.2×10^{-2}
甲硝唑	1.8×10^{-4}	2.1×10^{-4}	1.4×10^{-4}	1.7×10^{-4}
链霉素	8.6×10^{-5}	5.8×10^{-2}	6.8×10^{-5}	4.6×10^{-2}
氯霉素	2.3×10^{-4}	—	1.8×10^{-4}	—
氟胺氰菊酯	1.1×10^{-4}	1.5×10^{-3}	9.1×10^{-5}	1.2×10^{-3}
镉	2.9×10^{-5}	5.2×10^{-2}	2.3×10^{-5}	4.2×10^{-2}
铅	2.6×10^{-5}	4.2×10^{-2}	2.1×10^{-5}	3.3×10^{-2}
砷	1.5×10^{-4}	5.5×10^{-2}	1.2×10^{-4}	4.4×10^{-2}
咖啡因	1.7×10^{-4}	2.3×10^{-5}	1.4×10^{-4}	1.8×10^{-5}

在蜂王浆中检出浓度较高的几类物质,如咖啡因、氟胺氰菊酯、铅、镉等,因为均为低毒类化合物,所以相应的日平均允许摄入量较大,因此暴露的风险较低,可以认为,在目前的含量和摄入量的情况下,蜂王浆中的链霉素、氟胺氰菊酯、砷、镉、铅和咖啡因等均不会对摄入人群造成不良健康影响,此类化合物的风险比(HR)值均小于1,见图3-8。所有HR值均在1以下,出现潜在风险的可能性很低。

同时,针对本次在蜂王浆中检测的17大类,126个有毒有害物质,其对蜂王浆摄入人群的综合健康风险为0.377,其中,男性为

0.448，女性为0.358，所有风险比均小于1，因此，有理由相信，在目前蜂王浆中可能存在的各类物质的情况下，人群日常摄入蜂王浆对健康造成潜在风险的概率很小。

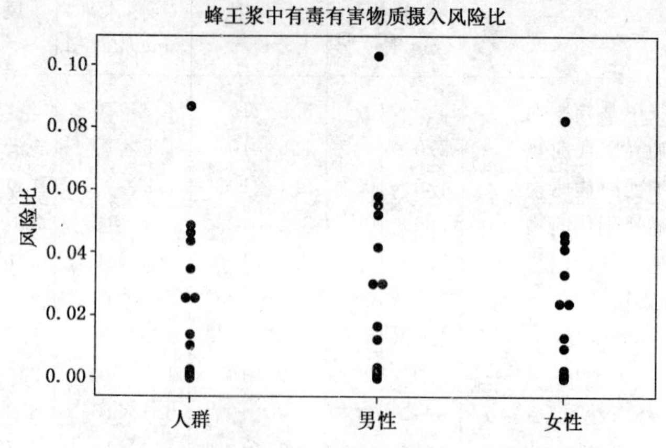

图 3-8　蜂王浆中有毒有害物质风险评估图

因为上述物质在最坏情况下（蜂王浆摄入量取最高值，残留浓度取最大值，对未检出样品中的缺损浓度用检出低限来表示）的风险比仍然小于1，所以更有理由相信这些化合物在较好的情况下，如蜂王浆摄入量取中位数或5%分位数，残留浓度取95%置信区间的下限，对未检出样品中的缺损浓度用0来表示等，风险比肯定小于1。所以没有必要对上述化合物进行概率风险评估。

但是，在本次风险评估中，目前国内外禁用的兽药氯霉素，因为未能找到相应的ADI值或TDI值，或RfD值，因此，不能进行风险评估。只能结合日常的工作经验和国内外的要求，进行风险管理。

五、小结

通过对蜂王浆产品中17大类126种有害物质的健康风险评估，在计算每日暴露量和相应的风险比后，可以得到如下结论：

（1）大多数有害物质在蜂王浆中的残留量为零或残留量很低/检出率很低。这些化合物（见表3-9）中包括大部分的农药和大部分的兽药。农药中有检出的仅为氟胺氰菊酯，该农药已知作为杀螨剂防治蜂螨病。其他农药，通过本次风险评估，可以排除其直接或间接对蜂王浆产品的污染，以及对个别消费者担心的从花蜜或农产品中到蜂王浆产品的污染途径。

(2) 对于在蜂王浆产品中偶有检出的兽药和有害元素(表3-10)，即使取最大值进行最坏情况估计，其风险比仍小于1，因此，有理由相信，该类化学物通过摄入蜂王浆摄入对人体造成健康危害的概率比较小。

(3) 少部分化学物，如呋喃西林代谢物、诺氟沙星、环丙沙星等(表3-11)，尽管在蜂王浆产品中检出率较高(4.1%～93.8%)，但是结合毒理学数据，其引起人体健康危害的风险小于1，因此，可以认为在蜂王浆中存在的该部分有害物质在现有水平下，对摄入人群健康的风险较小。

(4) 通过本次对蜂王浆产品中有害物质的健康风险评估，多类化学物的单独或综合风险比均小于1，表明目前市售的蜂王浆在兽药、农药、重金属和其他有害物质残留方面基本安全，因此，消费者通过正规渠道购买的蜂王浆产品，可以放心食用！

第四章

蜂王浆及制品安全质量控制措施

“追花夺蜜”是我国养蜂户普遍的养蜂方式，即跟随各种植物开花季节的变化，从南到北追逐花季迁移放蜂场地，并将生产的蜂蜜、蜂王浆及时出售给蜂产品收购户或加工企业，养蜂规模较小，一般在100多群，少数养蜂户才有200群左右；只有以生产蜂王浆为主的养蜂户才以定地或小转地方式养蜂，即在小范围内移动或固定地点的养蜂方式，即使是稍有规模的养蜂户，最多也不超过400群蜂，其生产的蜂王浆也基本投售给当地的企业或自行销售一小部分。这种养蜂方式使蜂蜜、蜂王浆质量参差不一。

近年来国际社会对食品安全高度重视，对蜂蜜、蜂王浆等蜂产品的安全质量也十分关注，自2002年以来，欧盟、日本等国家和地区都有报道从我国出口的蜂蜜、蜂王浆及冻干粉中检测出氯霉素、硝基呋喃类、硝基咪唑类、链霉素、氟喹诺酮类、磺胺类、红霉素、林可霉素等抗生素药物残留，自1999年我国实施动物源性食品残留监控计划后，我国将蜂蜜、蜂王浆逐步纳入了国家监控计划，该计划近3年来对全国20多个地区的主要蜂蜜、蜂王浆出口企业及养蜂基地抽取了监控样品5 000多份，合格率在98%以上，但被监控的蜂蜜、蜂王浆样品仍有不同种类的抗生素残留检出，甚至有超过检测限量的，如氟喹诺酮类、磺胺类药物残留超过检测限量。这给我国出口蜂蜜、蜂王浆带来了安全隐患，影响了我国蜂蜜、蜂王浆的质量信誉和贸易价格，蜂蜜的贸易价格明显低于世界主要生产国，每吨价格只有阿根廷的50%略高一些。同时，对我国出口蜂蜜、蜂王浆除常规的理化检测项目以外，还提出较多的、苛刻的抗生素残留检测项目和极低检测限量要求，这些项目和限量要求直接影响了我国蜂蜜、蜂王浆的正常贸易，降低了我国蜂产品企业及蜂蜜、蜂王浆出口的竞争力，降低了养蜂户的养蜂生产收入，间接造成养蜂群数的减少，影响农作物和果树的产量。

对蜜蜂养殖及蜂王浆生产过程进行风险分析，发现蜂王浆安全质量的主要风险来自于蜜蜂养殖过程中，因各种原因导致蜜蜂患病毒性、细菌性等疾病，迫使养蜂户给蜜蜂喂食抗生素、农药等药物，造成蜂王浆中抗生素药物和农药残留，使蜂王浆的安全质量存在潜在风险和危害。为解决这种风险和危害，应从蜜蜂育种、蜜蜂养殖和蜂王浆生产过程中对使用抗生素药物、农药合理和安全用药进行控制，避免使用国家禁用药物，并从蜂王浆原料收购和最终产品的安全质量控制来杜绝抗生素、农药残留的污染，应采取以下方面的措施，来提高蜂王浆及制品的安全性。

第一节 蜜蜂养殖控制措施

一、组织管理措施

养蜂的主要目的并不是简单的为了获得人类所需的蜂蜜、蜂王浆和其他蜂产品，养蜂的主要目的应该是为各种植物传花授粉，提高农作物产量和果树的坐果率，为植物的繁衍做贡献。如通过蜜蜂的授粉提高油料作物和果树的产量，通过蜜蜂的授粉促使草原花草的优化和繁衍，从而进一步提高牧业的产量。因此，我们应高度重视和支持蜜蜂的养殖，逐步恢复对养蜂生产的管理，给予养蜂户法律法规、食品安全、养蜂技术、蜂病种类和养蜂用药知识的培训，提升养蜂户的基本素质，提供培训和发证上岗，并给予必要的扶植和法律保障，使养蜂户按要求从事养蜂生产，为植物传花授粉，为人类提供天然的、有营养的、有保健作用的蜂产品。

(1) 有目的地将某一地区的养蜂户组织起来，并确定有经验有技术的养蜂户为负责人，组建养蜂基地。组建养蜂基地应以县、乡、镇等区域为单位。与蜂产品加工企业相联合，或通过加工企业实施管理，也可以以县区政府主导并委托相关部门实施管理，所生产的蜂王浆原料直接供应给相配套的加工企业。

(2) 原料供应基地的管理可根据管理模式划分为：

1) 行业管理模式：在某一特定地区以政府主导行业协会或部门牵头将本地区养蜂户组织开展养蜂生产，并实施监督管理；

2) 直接控制模式：加工企业直接投资建立，并由加工企业养蜂管理负责人负责养蜂生产和质量安全管理，监督养蜂户进行养蜂生产和养蜂用药；

3) 间接控制模式：加工企业与养蜂户直接签订供销生产合同，并指定具有养蜂实践经验的蜂农负责该养蜂基地的养蜂户开展养蜂生产，并对养蜂户的养蜂生产和养蜂用药进行监督和管理；

4) 松散控制模式：加工企业与蜂产品收购户签订供销合同，负责对其养蜂技术和安全用药知识的培训，由收购户与养蜂户签订合同组建养蜂基地，将养蜂户档案报加工企业备案，并指导养蜂户开展养蜂生产、养蜂用药和质量安全管理。

(3) 政府委托的行业协会或部门，以及加工企业将养蜂户的相关信息建立原料供应基地内养蜂户管理档案，档案应包括养蜂户姓名、登记编号、身份证号、联系方式、养蜂历史、养蜂人数和姓名、蜂群数、蜂具卫生情况、转地养蜂或定地养蜂方式、参加培训记录等，便于管理和质量溯源。

(4) 政府委托的行业协会或部门应帮助管理的养蜂基地内的养蜂户与加工企业建立购销关系，加工企业应明确蜂王浆安全质量要求和指标。

(5) 政府委托的行业协会或部门，以及加工企业应根据国家有关标准制定适合本地区或加工企业质量安全要求的蜜蜂饲养规范，并要求养蜂户按该规范从事养蜂生产。

(6) 政府委托的行业协会或部门，以及加工企业应向养蜂户提供养蜂生产记录本，即养蜂日志，要求养蜂户按规定做好蜜蜂养殖和蜂产品生产的记录。

(7) 政府委托的行业协会或部门,以及加工企业应每年年末或年初组织养蜂户进行国家相关法律法规的介绍和养蜂安全生产技术的培训。

(8) 政府委托的行业协会或部门,以及加工企业应建立原料供应基地的管理制度、养蜂用药管理制度和养蜂用药及养蜂技术的咨询督查制度,同时建立对违规养蜂户的处罚制度。

(9) 在蜜蜂繁殖和蜂王浆生产季节,政府委托的行业协会或部门,以及加工企业应开展对原料供应基地内养蜂户的督查和技术指导。

(10) 对进入加工企业蜂王浆原料按养蜂户分别加贴标签,填写养蜂户编号、数重量、品种、生产时间和用药情况等,便于识别蜂王浆原料的来源及溯源。

(11) 鼓励加工企业实行优质优价机制,使养蜂户能按蜜蜂饲养规范和质量安全规定从事蜂王浆生产,对不使用抗生素和如实填写使用抗生素情况的养蜂户给予奖励。

二、蜜蜂养殖控制措施

1. 放蜂场地的环境控制

(1) 蜂场周围空气质量应符合 GB 3095—1996《环境空气质量标准》中环境空气质量功能区二类区要求。

(2) 放蜂场应选择地势干燥、背风向阳、排水良好、小气候适宜和有蜜源植物的区域,避免在高温高湿的环境里放蜂。

(3) 放蜂场应有便于蜜蜂采集的良好水源,水质符合 NY 5027—2001《无公害食品 畜禽饮用水水质》中畜禽的饮用水标准。

(4) 蜂场周围 3 km 内无大型蜂场,以蜜、糖为生产原料的食品厂、化工厂、农药厂、造纸厂或粉尘较大的企业和经常喷洒农药的果园,以及刚使用过农药的农田。

2. 养蜂饲料的控制措施

(1) 养蜂用白砂糖应符合(GB 317—2006)《白砂糖》的要求。

(2) 养蜂用蜂花粉应无污染、无霉变，符合(NY 5137—2002)《无公害食品　蜂花粉》的要求。

(3) 养蜂用其他辅助饲料应无污染、无霉变、无药物残留。

(4) 养蜂用饲料应贮存在干燥、无污染、清洁的室内或仓库。

3. 养蜂用化学物质的控制措施

(1) 蜂用兽药、蜂具和场地消毒药剂应使用安全、低毒、低残留的消毒剂，应符合(NY 5138—2002)《无公害食品　蜜蜂饲养兽药使用准则》和《动物性食品中兽药最高残留限量》及 4 个附件的规定。

(2) 养蜂用兽药的标签应符合农业部《兽药标签和说明书管理办法》，具有兽药批准文号，药物化学名称、含量及使用方法。

(3) 禁止使用国家明令禁止的兽药，按规定使用国家允许使用的兽药，国家允许使用但有最大残留限量(MRL)要求的兽药，应严格执行休药期。

(4) 作为用于出口原料生产的养蜂基地，严禁使用进口国禁止使用的兽药，不使用进口国高度关注的兽药，进口国允许使用的兽药最大残留限量(MRL)应符合要求。

(5) 使用兽药后生产的蜂蜜、蜂王浆原料应按标识规定，注明使用兽药的名称、用量及时间，便于加工企业根据销售地区和国家的不同，加工出符合销售地区和国家要求的蜂王浆及制品。

4. 蜂具的控制措施

(1) 养蜂用巢础应使用无抗生素药物或农药的巢础，避免污染蜂蜜、蜂王浆。

(2) 养蜂用药的喷水壶应与取蜂王浆用喷水用壶严格分开，避免使用同一个喷水壶，造成对蜂蜜、蜂王浆的污染。

5. 蜜蜂养殖的控制措施

(1) 养蜂户在初春蜜蜂繁殖期应注意给蜜蜂保暖，可采用加盖稻草和蜂多于脾的方式起到保温效果；高温季节注意通风和避阳，使蜜蜂在越冬、繁殖和高温季节避免患病。越冬、繁殖或转场期应提供充足的花粉和蜂蜜，花粉是蜜蜂最好的蛋白质来源，蜂蜜是蜜蜂能量的来源，因此给蜜蜂适当喂食花粉和蜂蜜是确保蜂群的营养和健康的最佳途径。若要使用大豆粉，必须使用脱脂大豆粉，且比例不超过30%。否则会给蜜蜂带来危害。

(2) 如放蜂场地周围缺水或水源水质不符合 NY 5027—2001《无公害食品　畜禽饮用水水质》的水质要求，养蜂户可在放蜂场地周围提供相应的饮用水。因为蜜蜂日常有采集矿物盐的需要，可适当添加一些矿物盐，如：氯化钠（食盐）。

(3) 政府委托的行业协会或部门，以及加工企业应为养蜂户统一发放符合国家《兽药管理条例》和农业部《兽药标签和说明书管理办法》及适合养蜂生产的常用蜂药，提高用药的安全性。

(4) 养蜂户发现蜂群得病应及时隔离；重病蜂群应立即烧毁，防止疾病的传播，并记录病情和症状，对病因展开调查，为今后防治提供依据，并报基地管理的负责人，以便政府委托的行业协会或部门和加工企业及时了解发病情况。

(5) 养蜂户应改变“以防为主”的用药方式，做到对症下药，尽可能减少使用抗生素的不良习惯。对日常除蜂螨时，应交替使用氟氨氰菊酯杀螨挂条和升华硫熏蒸等杀螨药物，减少蜜蜂的耐药性，提高杀螨药效果。

(6) 养蜂户给蜂群饲喂兽药后应立即将饲喂蜂药的蜂群退出蜂产品生产，待休药期满后方可恢复，并将患病蜂群隔离。

(7) 政府委托的行业协会或部门，以及加工企业应每年给每户养蜂户发放养蜂日志，养蜂户应在蜜蜂养殖过程中做好养蜂日志的记录，将繁殖、饲喂、蜜源、放蜂地点、消毒、用药、摇蜜取浆、销售等情况记录在养蜂日志上。政府委托的行业协会或部门以及加工企业在年末及时收回记录一年养蜂生产情况的养蜂日志。

三、蜂病的种类与防治措施

1. 蜂病的种类

(1) 病毒性蜂病，主要有：

1）蜜蜂囊状幼虫病；

2）蜜蜂蛹病；

3）慢性蜜蜂麻痹病；

4）蜜蜂其他麻痹病。

(2) 蜜蜂细菌病，主要有：

1）美洲幼虫腐臭病；

2）欧洲幼虫腐臭病；

3）蜜蜂副伤寒病；

4）蜜蜂败血病。

(3) 蜂蜜真菌病，主要有：

1）白垩病；

2）黄曲霉病；

3）其他蜜蜂真菌病。

(4) 蜜蜂螺原体病，主要有：蜜蜂螺原体病。

(5) 蜜蜂原生动物病，主要有：

1）蜂孢子虫病；

2）阿米巴病。

(6) 蜜蜂寄生螨，主要有：

1）氏大蜂螨；

2）小蜂螨；

3）气管螨；

4）其他螨类。

2. 蜂病的防治措施

(1) 预防蜂病的措施

1）养蜂户应选择抗病能力强的蜂种，通过育王、换王、合并等方法，以提高蜂群的整体免疫力。

2）养蜂户应选择良好的养蜂环境和水源，调整好蜂箱环境温度和湿度，饲养强群，减少蜜蜂采蜜和泌浆强度。追花可以，但不能夺蜜，生产浓度较高的蜂蜜或成熟蜜，以减少蜜蜂劳动强度。

3）养蜂户在放蜂生产过程中应改善蜜蜂的营养，喂食蜂花粉、蜂蜜和适量的维生素及矿物质，以提高蜜蜂的体质，增强抗病能力。

4）蜂箱内外环境对蜜蜂的生长特别重要，蜂箱内环境特别适应蜂螨的生存，应观察蜂箱中蜂螨情况，及时除螨。外环境的污水和高温高湿又容易导致病原微生物和真菌的生存，应注意环境卫生和必要的消毒，防止不卫生的环境及高温高湿造成对蜜蜂的危害。

（2）药物等防治措施

1）病毒性蜂病：一般抗生素对这类蜂病效果不明显，可考虑采用中草药治疗，如半枝莲、贯众等。

2）细菌性蜂病：可考虑采用抗生素治疗，但必须注意用量，做好养蜂日志的记录，并隔离退出生产。不得使用国家和主要贸易国禁止的药物，治疗用药最好使用土霉素，该药物进入蜜蜂体内易分解。

3）真菌性蜂病：通常用抑制真菌类生物生长的药物，如抗白垩病药物，用 0.1%的麝香草酚糖浆喂食，每框蜂喂 50 g，每隔 3 天 1 次。

4）螨类蜂病：一般采用拟除虫菊酯类药物、升华硫来杀螨，螨类抗药性较强，因此需交替使用上述药物，如：氟氨氰菊酯、升华硫和双甲脒溶液等药物。

5）原生动物类蜂病：可采用防治蜜蜂孢子病和阿米巴病的药物，如：保蜂健、乌洛托品、柠檬酸、米醋等。

6）通过改变蜜蜂体内酸性环境起到抑制病原微生物和病原生物的生长，通常病原微生物和病原生物喜欢在弱碱性环境生长。

（3）使用药物治疗蜂病的方法

1）将药物加糖水和花粉拌匀后捏成团装，外包塑料薄膜，并将塑料薄膜扎一些小洞方便蜜蜂吸食，放入蜂箱内的喂水槽中。该方法即能让蜜蜂吸食含药物的蜂花粉，又不让蜜蜂将花粉带到蜂巢中，且蜜蜂身体的其他部位也不宜接触到花粉团，减少污染蜂蜜、蜂王浆的可能性。

2）利用蜜蜂要饮水的习性，将药物放入水中拌匀，放在蜂箱的周围，注意药物的浓度。

3）需要将药物拌入糖浆喂食蜜蜂的，应将蜂群隔离退出生产，避免造成污染蜂蜜、蜂王浆。

4）严禁将药物通过喷水壶直接喷施在蜂巢上，造成药物直接污染蜂巢及蜂蜜、蜂王浆；也不要将药物拌入糖水或蜂蜜水中饲喂蜜蜂，因为蜜蜂会把含药物的蜜水搬到蜂巢中污染蜂巢及蜂蜜、蜂王浆。

四、蜂王浆生产控制措施

1．取浆及用具的控制措施

（1）养蜂户取浆所使用与蜂王浆接触的工具应选用无毒、耐腐蚀的材料制作，其构造易于清洗消毒，且适合蜂王浆的采集，不得使用轮胎橡皮或非食用级塑料制成的取浆工具。

（2）养蜂户在取浆时，应在清洁、无污染的室内进行。

（3）养蜂户取浆用水应符合 GB 5749—2006《生活饮用水卫生标准》要求；盛装取浆用的喷水壶应专用，并单独保存，避免与对蜂王浆安全卫生可能产生影响和污染的材料及物质接触，严禁将取浆用喷水壶用于喷洒药物。

（4）养蜂户的取浆人员应健康，无有碍食品卫生的疾病，如传染病、皮肤病等，避免病菌带入蜂王浆中。

2．包装容器控制措施

（1）与蜂王浆直接接触的包装容器和材料应符合我国或进口国及地区对食品包装和材料的有关安全卫生要求。

（2）养蜂户在购置盛装蜂王浆的塑料容器，应符合 GB 15204《食品容器、包装材料用偏氯乙烯-氯乙烯共聚树脂卫生标准》、GB 16331《食品包装材料用尼龙 6 树脂卫生标准》、GB 16332《食品包装材料用尼龙成型品卫生标准》之规定。包装容器和材料应来自有资质的包装生产企业，包装材料符合食品包装要求，并经检验合格。

(3) 养蜂户若采用其他容器盛装蜂王浆，应符合干净、无毒、无污染、内涂料不脱落的原则和要求。

(4) 盛装蜂王浆原料的容器应使用新的清洁容器，不得重复使用。

3. 蜂王浆原料保存的控制措施

(1) 装有原料蜂王浆的包装容器应贮存在清洁、具有一定低温条件的室内，也可将装有原料蜂王浆的包装容器用塑料袋密封（不能漏水）后放入水井，时间不得超过一周，应及时转存于冷库内。

(2) 不得使用防腐剂或药物来达到抑制蜂王浆的发酵。

五、加工过程的控制措施

1. 原料验收控制措施

(1) 原料验收标准的制定

加工企业应根据（GB 9697—2008）《蜂王浆》、农业部 2002 年发布《食品动物禁用的兽药及其他化合物清单》（第 193 号公告）、《动物性食品中兽药最高残留限量》（第 235 号公告）和相关卫生标准及供应对象制定验收标准，验收标准应包含：感官要求，常规理化指标及数值，安全项目及限值。

(2) 蜂王浆原料来源的控制

1) 原料应来自于政府委托的行业协会或部门及加工企业管理的原料供应基地，或签署购销合同的定点原料供应基地。

2) 因特殊原因收购非原料供应基地的蜂王浆，应单独保存，加贴特殊标签以示区别。

(3) 原料组批控制措施

1) 加工企业将同一原料供应基地，同一花季，同一产地的原料组成同一批次的原料。

2) 同一批次原料应合理控制数量，一般控制在 500 kg 为一批，最大不超过 1 000 kg；原料供应基地的原料批次数量应小于 500 kg，最好控制在 250 kg。

批次控制在 500 kg～1 000 kg 以内是因为组成该数量的蜂王浆需来自于多个养蜂场的多次取得蜂王浆，差异较大，因此在现有的养蜂现状和条件下，只有控制数量，才能保障蜂王浆的安全卫生质量。

(4) 原料验收控制措施

1) 包装容器的外观验收：

① 是否是新的干净容器，有否加贴统一的标签，标签上有否注明使用药物情况；是否有各养蜂户投售的蜂王浆数量清单；

② 应将外观不良、未加标识或使用药物的蜂王浆挑出，单独存放、验收，并标识到养蜂基地，最好到养蜂户；

③ 对存在疑问的原料蜂王浆做退货处理。

2) 感官验收：根据验收标准进行感官验收，注意原料的黏稠性、新鲜度、浆体颜色、滋味、气泡和酸味等。

3) 理化指标验收：按照加工企业制定的验收标准，开展常规理化项目的检测，各项理化指标应符合规定。

4)安全项目验收：按照加工企业制定的验收标准，开展安全项目检测，经实验室或委托认可实验室检测，禁用药物不得检出，限用药物符合按我国食品安全标准或进口国安全质量规定的最大残留限量值(MRL)。

(5) 验收后的原料处置

1) 合格的原料存入温度低于－12 ℃的冷库，最好经速冻后再放入到冷库。

2) 感官或理化指标不合格的作退货处理。

3) 安全项目不合格的原料作退货处理；并追溯督查，查明原因。对使用禁用药物的养蜂户暂停收购，对其原料经两次检测合格恢复收购；对使用限用药物的养蜂户提出警告，对其原料重点关注和检测。

2. 加工过程控制措施

(1) 加工过程卫生控制措施

加工车间的硬件符合《良好操作规范》(GMP)要求，并按照《卫生标准操作程序》(SSOP)的 8 个方面进行卫生管理和控制，特别要注重车间内有毒有害物品的管理控制，即对车间内的洗涤剂、消毒剂、灭虫剂、设备用机油等进行有效管理。

(2) 加工辅料的安全控制措施

1) 与蜂王浆接触的包装容器应安全、无污染，符合食品包装的卫生要求。

2) 加入蜂王浆中的添加剂应符合 GB 2760《食品添加剂使用卫生标准》规定要求，添加的食用添加剂应注意添加量在允许添加量以内，不得添加任何非食用添加剂。

(3) 半成品控制措施

1) 按拼配容器大小控制加工数量，以该容器的加工量作为一个批次。

2) 在加工前应做均匀性试验，选择 10-HAD 或某个药物做参考值，经搅拌后检测上中下，直至上中下 3 个检测值均匀为止，再搅拌 30 min 以上，总搅拌时间为搅拌均匀的时间，即以后加工均以该搅拌时间为依据，并做好搅拌时间记录。

3) 对 10-HDA 和部分药物残留项目进行检测合格后，方可进行包装或用于蜂王浆冻干粉加工。

(4) 蜂王浆的检测

按 GB 9697—2008《蜂王浆》、农业部 2002 年发布《食品动物禁用的兽药及其他化合物清单》(农业部第 193 号部令)、《动物性食品中兽药最高残留限量》(农业部第 235 号公告)和相关卫生标准及供应对象的合同进行全项目检测，检测合格开具成品合格证明，方可出厂供消费者消费。

(5) 建立加工企业质量安全控制体系

建立加工企业质量安全控制体系，完善企业自检自控能力，在品质指标符合要求的前提下，重点关注可能用于蜜蜂养殖的禁用药物和限用药物的检测。没有检测能力的要定期送有资质的实验室检测重点关注项目，确保所加工的蜂王浆产品的安全性。

第二节　追溯与召回

一、建立追溯体系

建立从蜜蜂养殖、蜂产品生产、加工到餐桌实施全过程监控和管理，确保蜂王浆的安全质量，对所加工销售的蜂王浆实现全环节的溯源，以及可能存在安全和质量隐患的蜂王浆及制品实施召回，通过溯源体系，查找造成安全及质量隐患的原因，并加以纠正和杜绝。

1. 建立标识管理制度

根据加工企业原料收购和验收、半成品和成品加工的特点，建立原料、产品识别标志，明确各加工过程的标识信息，并满足追溯要求。

2. 建立溯源体系

根据加工企业收购、加工、销售等特点，结合原料来源、原料验收、加工过程及销售实际，建立符合企业自身特点的溯源体系。

3. 建立溯源记录的管理制度

按照追溯体系的规定和要求，对各环节的原料、半成品、产品做好标识及相关加工过程的记录和检测记录，便于不合格产品的追溯和处理，并将各种验收、加工、检测等原始记录保存不得少于2年。

二、建立召回制度

应建立企业产品的召回制度：

(1) 按照《中华人民共和国食品安全法》和《食品召回管理规定》(质检总局令 98 号)，结合加工企业蜂王浆产品加工的实际情况制定本企业产品的召回制度。

(2) 一旦发现进入市场的产品存在安全质量隐患或消费者反映产品存在安全质量问题，必须立即召回本企业的产品，并将召回原因、召回数量等情况通报卫生管理部门。

第三节 蜂药的安全性及建议

目前，我国蜜蜂饲养及生产方式，以及政府对养蜂业扶植现状，决定了养蜂户在遇到蜜蜂患病时，必须使用蜂药治疗蜂病，保障养蜂户生产资料的正常，从而扩大蜂产品生产，增加收入。因此，养蜂所用的蜂药基本上来自于蜂药生产企业，其生产的蜂药将直接影响到蜂产品的安全性。然而，我国蜂药生产企业还存在一些弊端和不足，

建议作为兽药生产企业，首先，应严格依照法律法规、特别是农业部严格兽药生产的规定，即农业部《食品动物禁用的兽药及其他化合物清单》、《兽药管理条例》及《兽药标签和说明书管理办法》的规定，从事蜂药生产；其次，兽药企业必须获得农业部门兽药生产资质的认可方可生产蜂药；最后，所生产的蜂药必须获得农业部兽药生产批准文号，专号专用，不得冒用、借用，并严格按《兽药标签和说明书管理办法》编写兽药使用说明书，明确药物名称、含量、使用方法及剂量、规定休药期等，以保证养蜂户在按照蜂药说明书使用时不污染其生产的蜂产品或使药物残留低于该蜂产品允许的最大残留限量，确保消费者的安全。

建议相关部门应对蜜蜂养殖和生产的管理和扶植，使农业管理人员和农作物、水果生产者充分认识到蜜蜂传花授粉增产和提高质量的作用，逐步实现授粉收费的观念，以提高养蜂户的收入。

建议恢复对养蜂户从事养蜂生产的管理，对从事养蜂生产的养蜂户开展培训，经考核合格后发放养蜂证，方可从事养蜂生产，避免随意性。对获得养蜂证的养蜂户也要每年培训一次，以便对从业人员的监管和指导。帮助养蜂户开辟绿色通道，给运输蜜蜂的货车免收通行费和检疫费，减少养蜂生产的负担。

建议设立专项经费帮助欠发达地区的农民开展蜜蜂饲养和生产的技能培训，提供必要的蜂具，使欠发达地区的农民能尽快脱贫致富。

加强对蜂药生产企业的监管，清理和吊销违规和非法生产加工企业的各类生产许可证。

建议必要时开展对蜂药生产企业和零售市场的专项检查，重点检查：是否使用违禁药物，标签和使用说明书是否符合规定；所生产的蜂药是否获得兽药批准文号，兽药批准文号是否存在乱用情况等；零售蜂药销售点是否获得批准；蜂药进货渠道是否合法；销售蜂药是否符合兽药管理和标签要求的相关规定。

建议督促蜂药生产企业和零售商建立销售、进货台账，便于掌握兽药流通和去向。加强对蜂产品加工企业的监管力度，特别应对所加工的蜂蜜、蜂王浆产品安全项目的抽查检测力度，对含有国家禁用药物的产品予以销毁，超过限量标准的产品不得出厂。

建议要督促和帮助蜂产品加工企业建立质量安全控制体系、溯源和标识管理体系。加强对蜂蜜、蜂王浆零售市场的检查，重点检查是否含有国家禁用药物和掺假使杂的产品，对所查到含有国家禁用药物和掺假使杂的产品予以销毁，按照《食品安全法》规定通报卫生管理部门和质检部门，对违规企业进行处罚，甚至吊销撤销生产许可证。

附录 A

与食品安全有关的风险分析术语及其定义

根据CAC工作程序手册(1997年,第10版),与食品安全有关的风险分析术语及其定义如下。需要说明的是,风险分析是一个正在发展中的理论体系,因此有关术语及其定义也在不断地修改和完善。

危害(hazard):潜在的将对消费者健康造成不良效果(事件)的生物、化学或物理因素。

风险(risk):将对人体健康或环境产生不良效果的可能性和严重性,这种不良效果是由食品中的一种危害所引起的。

风险源(risk source):具有潜在的引发不良效果的药剂、媒介物、商业/工业加工过程、加工步骤或加工场地。

风险分析(risk analysis):指对可能存在的危害的预测,并在此基础上采取的规避或降低危害影响的措施。由风险评估、风险管理和风险交流三部分共同构成的一个过程。

危害评估(hazard assessment):某一种食品中的某一大类危害物作为评估对象,找出显著的需要进行风险评估的对象,确定风险评估的范围。

风险评估(risk assessment):一个包括在特定条件下,风险源暴露时将对人体健康和环境产生不良效果的事件发生可能性的评估,此风险评估过程包括:危害识别、危害描述、暴露评估、风险描述。

危害识别(hazard identification):识别可能对人体健康和环境产生不良效果的风险源,可能存在于某种或某类特别食品中的生物、化学和物理因素,并对其特性进行定性描述。

危害描述(hazard characterization):对与食品中可能存在的生物、化学和物理因素有关的对人体健康和环境产生不良效果风险源的定性和/或定量评价。对化学因素应进行剂量-效应评估。对生物或物理因素，如数据可得到时，应进行剂量-效应评估。

剂量-效应评估(dose-response assessment)：确定某种风险源的暴露水平(剂量)与相应的不良效果的严重程度/或发生频度(反应)之间的关系。

暴露评估(exposure assessment)：可能通过一种或多种途径暴露到人体和/或环境的风险源的定量或定性评估。

风险描述(risk characterization)：在危害识别、危害描述和暴露评估的基础上，定量或定性估计(包括伴随的不确定性)在特定条件下相关人群发生不良影响的可能性和严重性。

风险管理(risk management)：根据风险评估的结果，对备选政策进行权衡，并且在需要时选择和实施适当的控制选择，包括管理和监控的过程。

风险交流(risk communication)：在风险评估人员、风险管理人员、消费者和其他有关的团体之间就与风险有关的信息和意见进行相互交流。

ADI(acceptable daily intake)：每日允许摄入量。

ALARA(as low as reasonably achievable)：尽可能低的合理摄入量。

BHA(butylated hydroxyanisole)：丁羟基茴香醚。

BMD(Benchmark dose)：基准剂量。

CAC(Codex Alimentarius Commission)：国际法典委员会。

CCFAC(Codex Committee on food Additives and Contaminants)：食品添加剂及污染物法典委员会。

CCFH(Codex Committee on Food Hygiene)：食品卫生法典委员会。

CCFICS(Codex Committee on Import and Export Food Inspection and Certification System)：进出口食品检验及认可系统法典委员会。

CCMH(Codex Committee on Meat Hygiene)：肉类卫生法典委

员会。

CCPR(Codex Committee on Pesticide Residues):农药残留法典委员会。

CCRVDF(Codex Committee on Residues of Veterinary Drugs in Foods):食品中兽药残留法典委员会。

EMDI(Estimated Maximum Daily Intake):评估最大日摄入量。

EPA(U. S. Environmental Protection Agency):美国环保局。

FAO(Food and Agriculture Organization of the United Nations):联合国粮农组织。

FDA(U. S. Food and Drug Administration):美国食品药品管理局。

GAP(Good Agricultural Practice):良好农业操作规范。

GEMS/Food(Joint UNEP/FAO/WHO Food Contamination and Monitoring Programme):联合 UNEP/FAO/WHO 食品污染和监控程序。

GLP(Good Laboratory Practices):良好实验室操作规范。

GPVD(Good Practice in the Use of Veterinary Drugs):兽药使用良好规范。

GSC(General Standard for Contaminants):污染物一般标准。

GSFA(General Standard for Food Additives):食品添加剂一般标准。

HACCP(Hazard Analysis Critical Control Point):危害分析关键控制点。

ICMSF(International Commission on Microbiological Specifications for Food):食品微生物国际委员会。

JECFA(Joint FAO/WHO Expert Committee on Food Additives):联合 FAO/WHO 食品添加剂专家委员会。

JMPR(Joint FAO/WHO Meeting on Pesticide Residues):FAO/WHO 农药残留联席会议。

LOAEL（Lowest-observed-adverse-effect-level）：最低可见不良作用剂量水平。

MRL（Maximum Residue Limit）：最大残留限量。

MRLVD（Maximum Residue Limits for Veterinary Drugs：兽药最大残留限量。

MTD（Maximum tolerated dose）：最大耐受剂量。

NGOs（nongovernmental organizations）：非政府组织。

NOAEL（No-observed-adverse-effect level）：无可见不良作用剂量水平。

NOEL（No-observed-effect level）：无可见作用剂量水平。

NRC（U.S. National Research Council）：美国国家研究理事会。

OECD（Organization for Economic Co-operation and Development）：经济合作和发展组织。

PMTDI（Provisional Maximum Tolerable Daily Intake）：暂定每日最大耐受摄入量。

PTDI（Provisional tolerated daily intake）：暂定每日耐受摄入量。

PTWI（Provisional tolerated weekly intake）：暂定每周耐受摄入量。

QA（Quality Assurance）：质量保证。

QC（Quality Control）：质量控制。

RDI（Recommended daily intake）：每日推荐摄入量。

RfD（Reference Dose）：参考剂量。

SPS agreement（Agreement on the Application of Sanitary and Phytosanitary Measures）：实施卫生与动植物检疫措施协议。

TBT agreement（Agreement on Technical Barriers to Trade）：贸易技术壁垒协议。

TMDI（Theoretical Maximum daily intake）理论每日最大摄入量。

附录 B

蜂王浆安全性评价框架图

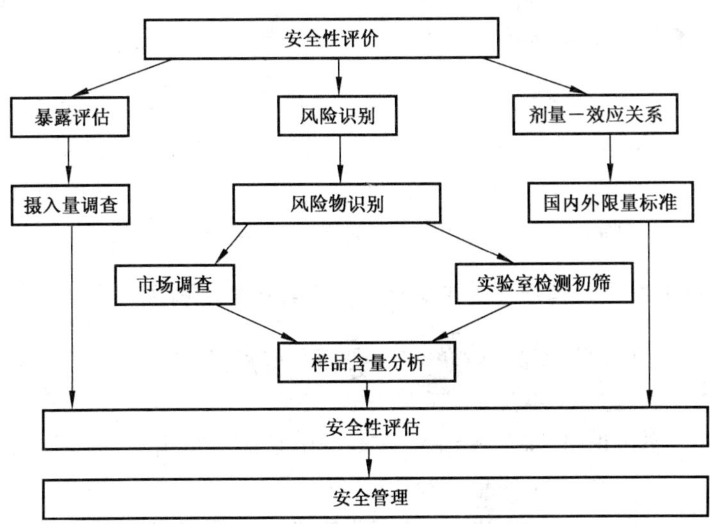

图 B-1　蜂王浆安全性评价框架图

附录 C

居民蜂王浆类产品摄入调查

一、调查对象的基本情况：

1. 性别____ 2. 年龄：____岁 3. 目前居住城市：____省____市
4. 您的职业：(请在相应数字上打圈，其他请注明具体职业)
   1)农民　2)工人　3)公务员　4)学生　5)商人、私企职员
   6)教师　7)医务工作者　8)家务　9)退休　10)其他________

二、蜂王浆摄入情况（请在相应的数字或单位上打圈）

5. 您认识蜂产品吗？蜂王浆是否是蜂产品：
   1）是　2）不是
6. 您认识皇浆吗？蜂王浆在蜂群中是谁在享用？
   1）工蜂　2）蜂皇　3）雄蜂蛹
7. 您去年经常服用的蜂王浆类产品有：(可以多选)
   1）鲜王浆　2）蜂王浆软胶囊/硬胶囊　3）蜂王浆片剂
   4）王浆干粉(蜂王浆粉剂)
8. 您在去年每天/周/月服用____粒/包/克的上述____号蜂产品(填 7 中的种类编号)，每粒/包____克，去年合计服用____个月，厂家：____省(市)__________市____________厂
   (如果问 7 为多选，请继续问 8a 和问 8b，如果问 7 为单选，直接跳到问 9。)
   8a. 去年每天/周/月服用____粒/包/克的上述____号蜂产品(填 7 中的种类编号)，每粒/包____克，去年合计服用____个月，厂家：____省(市)__________市____________厂
   8b. 去年每天/周/月服用____粒/包/克的上述____号蜂产品

（填 7 中的种类编号），每粒/包____克，去年合计服用____个月，厂家：____省（市）__________市____________厂

9. 您家里有人和您一起吃蜂王浆类产品吗？

1）有　2）没有

（回答“有”请填写另一张表格，回答“没有”就结束调查。）

感谢您的参与！

调查询问时间：________年____月____日

浙江出入境检验检疫局技术中心

附录 D

蜂王浆样品采集说明

选样时选择不同养蜂地的蜂王浆，比如安徽××，江苏××，浙江××，山东××等。从同一来源（养蜂地）的不同批蜂王浆中选择有代表性的批次2批（批总数小于15的选2批，批总数大于等于15的选3～4批）。每一批做为一个样品，采集500g（1斤）左右，装入专用容器并编号。编号以1，2，3……表示，并登记相应的样品登记表。样品采集后要及时低温保存。

样品采集数量约为50份左右，可以针对实际情况增减20%。

样品收集时间以春季（4～8月）为主，其他时间如果有蜂王浆收购过程，也按上述要求收集。

收购人员在收购过程中，可向蜂农或当地兽药店购买养蜂时所使用的兽药及兽药店销售的用于蜜蜂的药物。

有关样品采集时涉及的费用会在样品收集完后统一报销。

附录 E

蜂王浆样品登记表

编号：__________

蜂王浆收购厂家名称	
厂址	
收购人姓名、联系电话	
蜂农姓名、联系电话	
蜂农户口所在地	
该批蜂王浆养蜂地点	
花种	
养蜂期间可能用过的兽药有	
该批蜂王浆从蜂箱采集的时间（取样时间）	
蜂王浆保存温度	

注：每个样品收集 1 kg 左右。

登记人：__________

采集时间：__________

附录 F

主要贸易国禁用药物清单和准用药物及限量

F.1　欧盟

F.1.1　欧盟禁用的兽药及其他化合物清单

1. 阿伏霉素(Avoparcin)
2. 洛硝达唑(Ronidazole)
3. 卡巴多(Carbadox)
4. 喹乙醇(Olaquindox)
5. 杆菌肽锌(Bacitracin zinc)(禁止作饲料添加药物使用)
6. 螺旋霉素(Spiramycin)(禁止作饲料添加药物使用)
7. 维吉尼亚霉素(Virginiamycin)(禁止作饲料添加药物使用)
8. 磷酸泰乐菌素(Tylosin phosphate)(禁止作饲料添加药物使用)
9. 阿普西特(arprinocide)
10. 二硝托胺(Dinitolmide)
11. 异丙硝唑(ipronidazole)
12. 氯羟吡啶(Meticlopidol)
13. 氯羟吡啶/苄氧喹甲酯(Meticlopidol/Mehtylbenzoquate)
14. 氨丙啉(Amprolium)
15. 氨丙啉/乙氧酰胺苯甲酯(Amprolium/ethopabate)
16. 地美硝唑(Dimetridazole)
17. 尼卡巴嗪(Nicarbazin)
18. 二苯乙烯类(Stilbenes)及其衍生物、盐和酯,如己烯雌酚(Diethylstilbestrol)等
19. 抗甲状腺类药物(Antithyroid agent),如甲巯咪唑(Thiam-

azol)，普萘洛尔(Propranolol)等

20. 类固醇类(Steroids)，如雌激素(Estradiol)，雄激素(Testosterone)，孕激素(Progesterone)等

21. 二羟基苯甲酸内酯(Resorcylic acid lactones)，如玉米赤霉醇(Zeranol)

22. β-兴奋剂类(β-Agonists)，如克仑特罗(Clenbuterol)，沙丁胺醇(Salbutamol)，喜马特罗(Cimaterol)等

23. 马兜铃属植物(Aristolochia spp.)及其制剂

24. 氯霉素(Chloramphenicol)

25. 氯仿(Chloroform)

26. 氯丙嗪(Chlorpromazine)

27. 秋水仙碱(Colchicine)

28. 氨苯砜(Dapsone)

29. 甲硝咪唑(Metronidazole)

30. 硝基呋喃类(Nitrofurans)

31. 孔雀石绿 (Malachite green)

编者注：欧盟理事会 96/23/EC 指令是欧盟进行全面兽药残留监控的一个法规。该指令对活动物体内和动物产品中要监控的物质进行了分类，并规定了各种动物性产品必须监控残留的物质，规定了包括抽样和检测的操作程序、抽样的频率和水平以及发现违规后的追踪调查和处理措施。

F.1.2 欧盟养蜂准许用药及限量

序号	药物名称	化合物及代谢物名称	允许限量(μg/kg)
1	双甲脒(Amitraz)	Amitraz+2,4DMA	200
2	氟氨氰菊酯(Fluvalinate)	Fluvalinate	50

编者注：按照欧盟兽药管理规定未经允许使用的药物通常不得检出，由于欧盟内部各国法规不一样，其执行限量也有较大差别。上述 2 种药物及允许限

量摘自欧盟理事会法规 2377/90(EEC)，该法规随着科学技术的发展，欧盟理事会会不断地对部分药物做出新的修改，请根据需要及时查阅。

F.2 美国

F.2.1 美国禁止在食品动物使用的兽药及其他化合物清单

1. 氯霉素(Chloramphenicol)
2. 盐酸克仑特罗(Clenbuterol)
3. 己烯雌酚(Diethylstilbestrol)
4. 二甲硝咪唑(Dimetridazole)
5. 异丙硝唑(Ipronidazole)
6. 其他硝基咪唑类(Other nitroimidazoles)
7. 呋喃唑酮(Furazolidone)(外用除外)
8. 呋喃西林(Nitrofurazone)(外用除外)
9. 泌乳牛禁用磺胺类药物[除磺胺二甲氧嘧啶(Sulfadimethoxine)、磺胺溴甲嘧啶(Sulfabromomethazine)、磺胺乙氧嗪(sulfaethoxypyridazine)允许使用外]
10. 氟喹诺酮类(沙星类 Fluoroquinolones)
11. 糖肽类抗生素(Glycopeptides)，如万古霉素(Vancomycin)阿伏霉素、(Avoparcin)
12. 孔雀石绿 (Malachite green)

F.2.2 美国允许养蜂用兽药(农药)、方法及限量(2006 年 12 月)

一、养蜂中允许使用的抗生素药物

以下药物没有蜂蜜中允许残留限量。因此，按照 FDA 法规和美国法律任何残留将导致蜂蜜为不合格品。这些药物使用的法规还列出了其允许使用的最大剂量，以及摇蜜前休药期的要求以确保蜂蜜中无抗生素残留。

(一) 土霉素

在喂养蜜蜂中按如下使用：

1. 用量：每群蜂 200 mg，通过 1∶1 的糖浆(等重量的糖和水)或糖粉混合物。

2. 适应症：用于控制和治疗由对土霉素敏感的细菌幼虫引起的欧洲、美洲幼虫病。

3. 限制：药品通过3次给予糖浆或3次播撒糖粉，每次间隔4～5天，在早春或初秋喂食，并且在蜜蜂产蜜前使其服用，以避免污染蜂蜜。至少在产蜜6周前停药。

（二）泰乐菌素

在喂养蜜蜂中按如下使用：

1. 用量：将200 mg泰乐菌素混在20 g糖果或糖粉的糖中，现用现配。将其撒在蜂房的顶部栅栏上，每周1次，持续3周。

2. 适应症：用于控制美洲幼虫病。

3. 限制：在早春或初秋喂食，并且在蜜蜂产蜜前使其服用，以避免污染蜂蜜。应在产蜜4周前完成治疗。

（三）二环己胺福马菌素

在喂养蜜蜂中按如下使用：

1. 用量：常用于2∶1的糖水中，其中每加仑(3.78 L，约相当于4 kg)糖浆中含有75 mg～100 mg福马菌素。

2. 适应症：用于预防蜜蜂所患孢子虫病。

3. 用于盒(瓶)装蜂蜜的蜂群应持续喂食含药糖浆一个月，将优于为市场储存蜂蜜干粉或更换包装的蜂群。

4. 在蜜蜂即将产蜜和产蜜期间不可喂食含药糖浆。

二、养蜂中允许使用的农药

下列农药中部分残留限量是临时的，美国环境保护署(EPA)宣布了这部分农药残留的限量明年作废。限量一旦作废，不允许任何残留。检出这些农药残留的食品视为不合格品，并违反美国的法规。

（一）蝇毒磷

蝇毒磷及其氧化物残留限量是根据EPA颁布的SECTION 18紧急豁免要求而制定的。这项限量要求的作废时间如下：

商品名称	允许最大残留限量/(mg/kg)	过期/作废时间
蜂蜜	0.1	2007 年 12 月 31 日
蜂巢	100	2007 年 12 月 31 日

（二）双甲脒

双甲脒及其衍生物在新鲜农产品中的残留限量如下：

商品名称	允许最大残留限量/(mg/kg)
蜂蜜	1.0
蜂巢	6.0

（三）氟胺氰菊酯

氟胺氰菊酯在食品中的残留限量如下：

商品名称	允许最大残留限量/(mg/kg)
蜂蜜	0.05

（四）薄荷醇

免除限量要求。应按照良好农业规范(GAP)在蜂群越冬时使用薄荷醇，免除薄荷醇在蜂蜡和蜂蜜中的残留限量要求。

（五）甲酸

免除限量要求。当甲酸用于控制蜂巢中的螨虫和瓦螨（大蜂螨）及按照其标签上的使用指南使用时，免除甲酸在蜂蜡和蜂蜜中的残留限量要求。

（六）麝香草酚

免除限量要求。

1. 根据 EPA 颁布的 SECTION 18 紧急豁免，麝香草酚在蜂蜜和蜂巢中的残留免除限量要求。这项豁免要求将在2007 年 6 月 30 日到期作废。

2. 当按照良好农业规范(GAP)使用时，免除麝香草酚（5-甲基-2-异丙基苯酚）在蜂蜜、蜂巢、带蜂蜜的蜂巢中的残留限量要求。

（七）桉树油

免除限量要求。根据EPA颁布的SECTION 18紧急豁免，桉树油在蜂蜜和蜂巢中的残留免除限量要求。这项豁免要求将在2007年6月30日到期作废。

F.3 日本

F.3.1 日本“肯定列表”禁止在所有食品中使用的兽药及其他化合物清单

1. 2,4,5-三氯苯氧乙酸/2,4,5-T/2,4,5-T
2. 己锡、三唑锡/CYHEXATIN AZOCYCLOTIN
3. 胺灵/PROPHAM
4. 草强（氨基三唑）/AMITROLE
5. 菌丹（四氯丹）CAPTAFOL
6. 酰肼（比久）/DAMINOZIDE
7. 己烯雌酚/DIETHYLSTILBESTROL
8. 香豆磷（库马福司、蝇毒磷、蝇毒）COUMAFOS/COUMAPHOS
9. 罗硝唑（洛硝达唑、力嘧唑）/RONIDAZOLE
10. 甲硝唑（灭滴灵）/METRONIDAZOLE
11. 二甲硝咪唑（地美硝唑、迪美唑、滴咪唑）/DIMETRIDAZOLE/
12. 氯霉素/CHLORAMPHENICOL
13. 氯丙嗪（冬眠硫磷）/CHLORPROMAZINE
14. 呋喃类抗生素/NITROFURANS
15. 卡巴多司（卡巴多、卡巴氧）/ CARBADOX
16. 孔雀石绿（Malachite green）

F.3.2　日本"肯定列表"对蜂蜜(含蜂王浆)需检测的污染物项目及限量(2006 年 3 月 29 日)

序号	药物名称	化合物及代谢物名称	允许限量/(μg/kg)	标准
1.	阿维菌素	ABAMECTIN	5	暂定
2.	艾氏剂和狄氏剂(总量)	ALDRIN and DIELDRIN(as total)	100	暂定
3.	烯丙孕素	ALTRENOGEST	3	暂定
4.	双甲脒	AMITRAZ	200	暂定
5.	阿莫西林	AMOXICYLLIN	8	暂定
6.	氨苄青霉素	AMPICILLIN	9	暂定
7.	腈嘧菌酯	AZOXYSTROBIN	8	暂定
8.	青霉素	BENZYLPENICILLIN	4	暂定
9.	倍他米松	BETAMETHASONE	0.3	暂定
10.	溴鼠灵	BRODIFACOUM	1	暂定
11.	溴(甲基溴)	BROMIDE(METHYL BROMIDE)	50	暂定
12.	溴替唑仑	BROTIZOLAM	1	暂定
13.	角黄素	CANTHAXANTHIN	100	暂定
14.	卡拉洛尔	CARAZOLOL	1	暂定
15.	氯丹	CHLORDANE	2	暂定
16.	氯地孕酮	CHLORMADINONE	2	暂定
17.	克仑特罗	CLENBUTEROL	不得检出	暂定
18.	氯舒隆	CLORSULON	20	暂定
19.	氯睾酮	CROSTEBOL	0.5	暂定
20.	氯氰菊酯	CYPERMETHRIN	10	暂定
21.	嘧菌环胺	CYPRODINIL	0.4	暂定
22.	地塞米松	DEXAMETHASONE	不得检出	暂定
23.	二苯胺	DIPHENYLAMINE	0.4	暂定

续表

序号	药物名称	化合物及 代谢物名称	允许限量/ (μg/kg)	标准
24.	丙蝇驱	DIPROPYL ISOCINCHOMERONATE	4	暂定
25.	多拉菌素	DORAMECTIN	5	暂定
26.	因灭汀	EMAMECTIN BENZOATE	0.5	暂定
27.	硫丹	ENDOSULFAN	4	暂定
28.	异狄氏剂	ENDRIN	5	暂定
29.	中文名暂无	ETYPROSTONTROMETHAMINE	1	暂定
30.	伐灭磷	FAMPHUR	20	暂定
31.	苯线磷	FENAMIPHOS	5	暂定
32.	杀螟硫磷	FENITROTHION	2	暂定
33.	唑螨酯	FENPYROXIMATE	5	暂定
34.	氟虫腈	FIPRONIL	50	暂定
35.	氟氯苯菊酯	FLUMETHRIN	5	暂定
36.	氟胺氰菊酯	FLUVALINATE	50	暂定
37.	咪唑双酰胺	GLYCALPYRAMIDE	30	暂定
38.	七氯	HEPTACHLOR	6	暂定
39.	磷化氢	HYDROGEN PHOSPHIDE	10	暂定
40.	拉沙里菌素	LASALOCID	5	暂定
41.	马拉硫磷	MALATHION	500	暂定
42.	甲苯咪唑	MEBENDAZOLE	20	暂定
43.	杀扑磷	METHIDATHION	1	暂定
44.	甲氧氯普胺	METOCLOPRAMIDE	5	暂定
45.	米罗米星	MIROSAMYCIN	50	暂定
46.	奈夫西林	NAFCILLIN	5	暂定
47.	诺孕美特	NORGESTOMET	0.1	暂定
48.	丙氧苯咪唑	OXIBENDAZOLE	30	暂定

续表

序号	药物名称	化合物及代谢物名称	允许限量/(μg/kg)	标准
49.	四环素族(总量)(土霉素,金霉素,四环素)	OXYTETRACYCLINE, CHLORTETRACYCLINE and TETRACYCLINE(as total)	300	暂定
50.	杀鼠酮	PINDONE	1	暂定
51.	哌嗪	PIPERAZINE	5	暂定
52.	吡喹酮	PRAZIQUANTEL	20	暂定
53.	氢化泼尼松	PREDNISOLONE	0.7	暂定
54.	丙苯磺隆	PROPOXYCARBAZONE	4	暂定
55.	乙黄隆	SULFOSULFURON	5	暂定
56.	七氟菊酯	TEFLUTHRIN	1	暂定
57.	四氟醚唑	TETRACONAZOLE	0.3	暂定
58.	噻菌灵及代谢物(总量)	THIABENDAZOLE (as total of thiabendazole and 5-hydroxythiabendazole)	20	暂定
59.	乙酸去甲雄三烯醇酮	TRENBOLONE ACETATE (as total of alpha-trenbolone and beta-trenbolone)	不得检出	暂定
60.	苯黄隆	TRIBUPHOS	2	暂定
61.	敌百虫	TRICHLORFON	4	暂定
62.	氟乐灵	TRIFLURALIN	1	暂定
63.	右环十四酮酚	ZERANOL	2	暂定

编者注:在日本"肯定列表"中没有列明和规定允许使用的药物或农药,且不是禁用药物或农药,一律规定最大检出值小于10 μg/kg,即:称之为一律标准。

F.3.3 日本厚生省对进口蜂蜜、蜂王浆及冻干粉监控检查项目

(2009 年 4 月 1 日—2010 年 3 月 31 日)

监控药物名称	日方检测限(μg/kg)
四环素族总量 (土霉素、金霉素、四环素)	300
链霉素类总量 (链霉素、双氢链霉素)	50
硝基呋喃类(4 种)	
呋喃唑酮及代谢物	1
呋喃西林	1
呋喃妥因及代谢物	1
呋喃它酮及代谢物	1
氯霉素类 氯霉素	0.5
氟喹诺酮类(10 种)	
恩诺沙星	10
氧氟沙星	10
奥比沙星	10
沙拉沙星	10
双氟沙星	10
单诺沙星	10
诺氟沙星	10
恶喹酸	10
萘啶酮酸	10
氟甲喹	10
磺胺类(14 种)加 1 种增效剂	
磺胺甲基异噁唑	10
磺胺喹噁啉	10
磺胺氯哒嗪	10
磺胺嘧啶	10

续表

监控药物名称	日方检测限(μg/kg)
磺胺二甲基嘧啶	10
磺胺二甲氧嘧啶	10
磺胺噻唑	10
磺胺邻二甲氧嘧啶	10
磺胺硝苯	10
磺胺吡啶	10
磺胺苯酰	10
磺胺甲氧哒嗪	10
磺胺甲基嘧啶	10
磺胺-6-甲氧嘧啶	10
三甲氧苄氨嘧啶(增效剂)	10

编者注:日本厚生省每年在3月29日发布新一年度输入动植物源食品监控计划,并于4月1日起执行至次年的3月31日。

附录 G

食品动物禁用的兽药及其他化合物清单

中华人民共和国农业部公告　第 193 号

为保证动物源性食品安全，维护人民身体健康，根据《兽药管理条例》的规定，我部制定了《食品动物禁用的兽药及其他化合物清单》（以下简称《禁用清单》），现公告如下：

一、《禁用清单》序号 1 至 18 所列品种的原料药及其单方、复方制剂产品停止生产，已在兽药国家标准、农业部专业标准及兽药地方标准中收载的品种，废止其质量标准，撤销其产品批准文号；已在我国注册登记的进口兽药，废止其进口兽药质量标准，注销其《进口兽药登记许可证》。

二、截至 2002 年 5 月 15 日，《禁用清单》序号 1 至 18 所列品种的原料药及其单方、复方制剂产品停止经营和使用。

三、《禁用清单》序号 19 至 21 所列品种的原料药及其单方、复方制剂产品不准以抗应激、提高饲料报酬、促进动物生长为目的在食品动物饲养过程中使用。

禁用清单

序号	食品动物禁用的兽药及其他化合物类别	食品动物禁用的兽药及其他化合物名称	禁止用途	禁用动物
1	兴奋剂类	克仑特罗（Clenbuterol）、沙丁胺醇（Salbutamol）、西马特罗（Cimaterol）及其盐、酯及制剂	所有用途	所有食品动物
2	性激素类	己烯雌酚（Diethylstilbestrol）及其盐、酯及制剂	所有用途	所有食品动物

续表

序号	食品动物禁用的兽药及其他化合物类别	食品动物禁用的兽药及其他化合物名称	禁止用途	禁用动物
3	具有雌激素样作用的物质	玉米赤霉醇(Zeranol)、去甲雄三烯醇酮(Trenbolone)、醋酸甲孕酮(Mengestrol Acetate)及制剂	所有用途	所有食品动物
4	氯霉素(Chloramphenicol)及其盐、酯	氯霉素(Chloramphenicol)、及其盐、酯(包括:琥珀氯霉素(Chloramphenicol Succinate))及制剂	所有用途	所有食品动物
5	氨苯砜(Dapsone)及制剂	氨苯砜(Dapsone)及制剂	所有用途	所有食品动物
6	硝基呋喃类	呋喃唑酮(Furazolidone)、呋喃它酮(Furaltadone)、呋喃苯烯酸钠(Nifurstyrenate sodium)及制剂	所有用途	所有食品动物
7	硝基化合物	硝基酚钠(Sodium nitrophenolate)、硝呋烯腙(Nitrovin)及制剂	所有用途	所有食品动物
8	催眠、镇静类	安眠酮(Methaqualone)及制剂	所有用途	所有食品动物
9	林丹(丙体六六六)(Lindane)		杀虫剂	所有食品动物
10	毒杀芬(氯化烯)(Camahechlor)		杀虫剂、清塘剂	所有食品动物
11	呋喃丹(克百威)(Carbofuran)		杀虫剂	所有食品动物

续表

序号	食品动物禁用的兽药及其他化合物类别	食品动物禁用的兽药及其他化合物名称	禁止用途	禁用动物
12	杀虫脒(克死螨)(Chlordimeform)		杀虫剂	所有食品动物
13	双甲脒(Amitraz)		杀虫剂	水生食品动物
14	酒石酸锑钾(Antimony potassium tartrate)		杀虫剂	所有食品动物
15	锥虫胂胺(Tryparsamide)		杀虫剂	所有食品动物
16	孔雀石绿(Malachite green)		抗菌、杀虫剂	所有食品动物
17	五氯酚酸钠(Pentachlorophenol sodium)		杀螺剂	所有食品动物
18	各种汞制剂	氯化亚汞(甘汞)(Calomel)、硝酸亚汞(Mercurous nitrate)、醋酸汞(Mercurous acetate)、吡啶基醋酸汞(Pyridyl mercurous acetate)	杀虫剂	所有食品动物
19	性激素类	甲基睾丸酮(Methyltestosterone)、丙酸睾酮(Testosterone Propionate)、苯丙酸诺龙(Nandrolone Phenylpropionate)、苯甲酸雌二醇(Estradiol Benzoate)及其盐、酯及制剂	促生长	所有食品动物

续表

序号	食品动物禁用的兽药及其他化合物类别	食品动物禁用的兽药及其他化合物名称	禁止用途	禁用动物
20	催眠、镇静类	氯丙嗪(Chlorpromazine)、地西泮(Diazepam)(安定)及其盐、酯及制剂	促生长	所有食品动物
21	硝基咪唑类	甲硝唑(Metronidazole)、地美硝唑(Dimetronidazole)及其盐、酯及制剂	促生长	所有食品动物
注：食品动物是指各种供人食用或其产品供人食用的动物。				

二〇〇二年四月

参 考 文 献

[1] Boon P E, van der Voet H, Klavuren J D. Validation of a probabilistic model of dietrary exposure to selected pesticides in Dutch infants [J]. Food Additives & Contminants: Part A, 2003, 20:36-49.

[2] Cadby P. Estimating intakes of fiavouring substances [J]. Food Additives and Contaminants, 1996, 13:453-460.

[3] Codex Committee on Food Hygiene. Principles and Guidelines for the Conduct of Microbiological Risk Assessment [C].. Alinorm 99/13A, Report of 31st Session of CCFH. 1998.

[4] Dourson M L, Stara J F. Regulatory history and experimental support of uncertainty (safety) factors. Regulatory Toxicology and Pharmacology [J]. 1983, 3:224-238.

[5] Dourson M L, Felter S P, Robinson D. Evolutkm of science-based uncertainty factors in noncancer risk assessment [J]. Regulatory Toxicology and Pharmacology, 1996, 24:108-120.

[6] EC, Improvement of Knowledge of Food Consumption with a Ciew to Protection of Public Health by Means of Exchanges and Xollaboration Between Database Managers (Report of experts participating in Task 4.1) [C]. Office for Offical Publications of the European Xommission. Luxembourg. 1997.

[7] Edler L, Poirier K, Dourson M, Kleiner J, Mileson B, Nordmann H, Renwick A, Slob W, Walton K, Wurtzen G. Mathematical modellin and quantitative methods [J]. Food and Chemical Toxicology. 2002, 40 (2/3):283-326.

[8] EPA. Guidelines for Exposure Assessment [C]. US Environmental Protection Agency. Washington, DC. 1992.

[9] EPA. Acute Diatary Exposure Assesment Office Policy [C]. US Envionmental Protection Agency, Washington, DC. 1996.

[10] FAO/WHO. Supplement 2 to Codex Alimentarius Volume XIV: Guidelines for the Simple Evaluation of Food Additive Intake

[C].. Food and Agriculture Organisafion, World Health Organization. Rome. 1985.

[11] FAO. "Submission and evaluation of pesticide residues data for the estimation of maximum residue levels in food and feed." [C]. Rome:FAO 26. 2002.

[12] Finley B, Paustenbach D. The benefits of probabilisfic exposure assessment: three case, studies involving contaminated air, water, and soil [J]. Risk Analysis,1994,14:53-73.

[13] GEMS/Food-Euro. Second workshop on Reliable Evaluation of Low-level Contamination of Food [C]. (1995).

[14] Groten J P. Butler W, Feron V J, Kozianowski G, Renwick A G, Walker R. An analysis of the possibility for health implications of joint actions and interactions between food additives [J]. Regulatory Toxicology and Pharmacology, 2000, 31:77-91.

[15] Hansen S C. Conditions for use of food aditives based on a budget for an acceptable daily intake [J]. Journal of Food Protection, 1979,42:429-432.

[16] Ito N, Hagiwara A, Tamano S. Effects of pesticide mistures at the acceptable daily intake levels on rat carcinogenesis [J]. Food and Chemical Toxicology,1996,34: 1091-1096.

[17] Kroes R,Galli C, Munro I. Threshold of Toxicological concern for chemical substances present in the diet: apractical tool for assessing the need for toxicity testing [J]. Food and Chemical Toxicology,2000,38:255-312.

[18] Kroes R, Muller D,Lambe J. Assessment of intake from the diet [J]. Food Chemistry Toxicology,2002,40:327-385.

[19] National Research Council (NRC), Risk assessment in the Federal Government:Managing the Process [C]. National Academy Press, Washington,DC. 1983.

[20] NRC. Understanding Risk: Informing Decisions in a Democratic Society[C]. Committee on Risk Characterization. National Academy Press, Washington, DC. 1996.

[21] Palisade Corporation. @RISK Advanced Risk Analysis for Spreadsheets[C]. Palisade Corporation, New York. 1997.

[22] Parmar B, Miller P F, Burt R. Stepwise approaches for estimating the intakes of chemicals in food [C]. Regulatory Toxicology and Pharmacology, 1997,26:44-51.

[23] Petersen B,Tbmerlin J R, Barraj L. Pesticide degradation:exceptions to the rule [J]. Food Technology,1996,50:221-223.

[24] Renwick A G, Barlow S M, Hertz-Picciotto I. Risk characterisation of chemicals in food and diet [J]. Food Chemical Toxicology,2003,41:1211-1271.

[25] Sechena R, Liao S, Lorenzana R. Asian,American and Pacific Islander seafood consumption-a community-based study in King County, Washington [J]. Journal of Exposure Analysis and Environmental Epidemiology,2003,13:256-326.

[26] Schmidt R H. Rodfiek G E. Food safety handbook [M]. 中国农业大学出版社. 2006.

[27] Sohni Y R, Kaimal P, Bhatt R M. The anfiamoebic effect of a crude drug fommlation of herbal extracts against Entamoeba histolytica in vitro and in vivo [J]. Journal of Ethnopharmacology,1995,45(1):43-52.

[28] USEPA. Assigning values to nondeteeted/non-quantified pesticide residues in human health food exposure assessments[C]. Office of Pesticide Programs, US EPA, Washington DC. (2003)

[29] Helsel D R. Less than obvious-statistical treatment of data below the detection limit[J]. Environ Science Technol, 1990, 24: 1766-1774.

[30] USDA, FSIS,OPHS. Salmonella enteritidis Risk Assessment in Shell Eggs and Egg Products [C]. USDA National Agricultural Library collection. 1998.

[31] Vermeire T, Stevenson H,Peiters M N, Rennen M,Slob W, Hakkert B C. Assessment factors for human health risk assessment: a discussion paper [J]. Critical Reviews in Toxicology, 1999, 29:439-490.

[32] Vose D. Risk Analysis: A Quantitative Guide. John Wiley and Sons Ltd, West Sussex. 2000.

[33] WHO. Application of Risk Analysis to Food Standards Issues [J]. Report of the Joint FAO/WHO Expert Consultation. 1995a.

[34] WHO. Evaluation of certain veterinary drug residues in food, Forty-third report of the Joint FAO/WHO Expert Committee on Food Additives [C]. WHO Technical Report Series No. 855, Geneva, World Health Organization. 1995b.

[35] WHO. Evaluation of certain veterinary chug residues in food, Forty-second report of the Joint FAO/WHO Expert Committee on Food Additives [C]. WHO Technical Report Seriers No. 851, Geneva, World Henlth Organization. 1995c.

[36] WHO. Guidelines for Predieiting Dietary Intake of Pesticide Residues [C]. GEMS/Food in collaboration with the codex committee on pesticide residues. Document WHO/FSF/FOS/97.7. World Health Organization, Geneva. 1997.

[37] WHO. Evaluation of certain veterinary drug residues in food, Forty-eithth report of the Joint FAO/WHO Expert Committee on Food Additives [C]. WHO Teclmical Report Seriers No. 879, Geneva, World Health Organization. 1998a.

[38] WHO. The Application of Risk Communication to Food Standards and Safety Matters, Report of a Joint FAO/WHO Expert Consultation. ues in food, Sixty-second report of the Joint FAO/WHO Expert Committee on Food Additives, WHO Technical Report Seriers No. 925, Geneva, World Health Organization. 1998b.

[39] WHO. Risk Assessment of Microbiological Hazards in Foods, Report of the Joint FAO/WHO Expert Consultation [C]. Geneva, World Health Organization, 1999.

[40] WHO. Evaluation of certain veterinary drug residues in food, Sixty-second report of the Joint FAO/WHO Expert Committee on Food Additives, WHO Technical Report Seriers No. 925, Geneva, World Health Organization. 2004.

[41] WHO. Joint FAO/WHO expert committee on food additives Seventieth meeting (Residues of veterinary drugs) [C] Geneva, World Health Organization. 2008.

[42] 陈盛禄. 中国蜜蜂学[M]. 北京:中国农业出版社,2001.

[43] 胡莹莹,李爱,叶赛,等. 氯霉素对菲律宾蛤仔的急性和亚急性毒性作用[J]. 中国环境科学,2006,26:125-128.

[44] 罗扬.提高蜂王浆产业抗风险能力加强质量管理为开辟新兴出口市场积聚力量[J].中国蜂业,2007,6:40-41.

[45] 罗阳.蜂王浆出口占据保健品出口的半壁江山-2008年度蜂王浆产品贸易现状[J].中国蜂业,2009,4:14-15.

[46] 顾国达,张纯,世界蜂业经济与蜂产品贸易[M].北京:中国农业科学技术出版社,2005.

[47] 许牡丹,毛跟年.食品安全性与分析检测[M].北京:化学工业出版社,2003.

[48] 张微,潘灿平.一些农药和兽药的ADI值[J].中国兽药杂志,2005,39(3):39-45.

[49] 张中印,陈崇羔.中国实用养蜂学[M].郑州:河南科学技术出版社,2003.

[50] 冯峰,魏华珍.蜜蜂病虫害防治[M].北京:金盾出版社,2003.

[51] 诸葛群.养蜂学[M].北京:中国农业出版社,2002.

[52] 张中印.现代养蜂法[M].北京:中国农业出版社,2007.